"江苏省第二中医院·名医名家临床医案集萃"系列

孙志广 消化病医案集

主　编　李　镇

副主编　罗　超　彭　雯

编　委　牛晓玲　陈思影　郭晨希
　　　　冷子妍　李红艳　朱　丽

东南大学出版社
SOUTHEAST UNIVERSITY PRESS
·南京·

图书在版编目(CIP)数据

孙志广消化病医案集 / 李镇主编. — 南京：东南大学出版社，2023.12

("江苏省第二中医院·名医名家临床医案集萃"系列)

ISBN 978-7-5766-1105-2

Ⅰ.①孙… Ⅱ.①李… Ⅲ.①消化系统疾病-中医治疗法-医案-汇编 Ⅳ.①R259.7

中国国家版本馆 CIP 数据核字(2024)第 014020 号

孙志广消化病医案集
Sun Zhiguang Xiaohuabing Yi'anji

主　　编　李　镇
责任编辑　褚　蔚
责任校对　子雪莲　**封面设计**　王　玥　**责任印制**　周荣虎
出版发行　东南大学出版社
出 版 人　白云飞
社　　址　南京市四牌楼 2 号　邮编:210096
网　　址　http://www.seupress.com
电子邮箱　press@seupress.com
经　　销　全国各地新华书店
印　　刷　苏州市古得堡数码印刷有限公司
开　　本　700 mm×1000 mm　1/16
印　　张　7.25
字　　数　108 千字
版　　次　2023 年 12 月第 1 版
印　　次　2023 年 12 月第 1 次印刷
书　　号　ISBN 978-7-5766-1105-2
定　　价　68.00 元

本社图书若有印装质量问题,请直接与营销部联系,电话:025-83791830

"江苏省第二中医院·名医名家临床医案集萃"系列

丛书编委会

主　编：殷立平　李志伟

副主编：张建斌　朱益敏　曹铁民　王媛媛
　　　　王　霞　李　镇　许妍妍

编　委：王　丽　赵裕沛　主父瑶　罗　超
　　　　彭　雯　唐　杰　李伟良　姜正艳
　　　　陈泓静　马　辉　顾长源　端梓任
　　　　许　杭

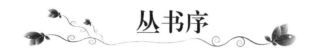

丛书序

医学之道，有中西之分，西为视触叩听、诊断与鉴别诊断，中曰望闻问切、辨证施治，然归根结底皆为探索人体健康之方法。中医药学包含着中华民族几千年的健康养生理念及其实践经验，是中华民族的伟大创举，是我国医学发展的重要组成部分。中医医案是中医专家临床诊治时辨证、立法、处方用药的连续记录，不仅是临床经验总结和传承，也是中医诊疗智慧的体现，更是能帮助后生们理解中医经典知识并转化为临床实践。

南京中医药大学第二附属医院（江苏省第二中医院）"名医名家临床医案集萃"系列，汇聚了我院临床一线中医名家多年的临床经验和治疗成果，从针灸推拿到药物治疗，从饮食调理到精神疗法，旨在弘扬中医药的瑰宝，传承中医学问，服务广大患者。医案之中，各医家所运用的理论与技术各异，但皆以"辨证施治"为核心，以调理人体阴阳平衡、激发其自身康复能力为目标。在医案中，我们可以看到中医的独特诊疗思路，注重临床患者体质信息的采集，体现整体观；注重八纲辨证，强调个体差异；注重病机分析，强调患者的症状、气质、体质等综合判断；注重治未病，强调预防措施的重要性；注重辨病和辨证统一，强调中西融合，中西治疗模式互为补充。

本医案集的推出,恰逢我院建院三十五周年。首先,我要特别感谢所有参与这部丛书编写的专家们和工作人员,他们辛勤耕耘,用笔墨展示了自己对中医药事业的爱,用实际行动给医院奉献一份厚礼;同时,我也衷心希望专家们的心血能够对临床一线年轻医生、中医学生有所帮助,加强他们对中医学的认识,提高临床中医诊疗能力,让更多的人受益于中医的疗效。

江苏省第二中医院党委书记

殷立平

博极医源，孕育桃李

——孙志广行医三十年纪要

孙志广，男，1963 年 5 月生。医学博士，主任中医师，教授，博士生导师。

1984 年 7 月山东中医学院中医专业毕业，获学士学位；1991 年 7 月南京中医学院中药药理学专业硕士研究生毕业；1996 年 6 月上海第二医科大学（上海交通大学）西医消化内科专业博士研究生毕业。1996 年 8 月至 1998 年 7 月在南京中医药大学中医内科学博士后流动站工作。曾担任江苏省中医院内科主任医师、人事处处长，江苏省卫生厅中医医政科教处处长、中医综合业务处处长，江苏省第二中医院院长，现为南京中医药大学副校长。先后担任南京中医药大学党委常委及副校长、中国医师协会中医师分会副会长、江苏省社会办医疗机构协会会长、江苏省中医药学会副会长、中华中医药学会老年病分会副主任委员、中华中医药学会脾胃病专业委员会常务理事、中国中西医结合学会虚证与老年病专业委员会副主任委员、世界中医药联合会科技发展专业委员会常务理事、世界中医药联合会消化内科专业委员会常务理事、中国医师协会胰腺病专业委员会委员、江苏省中医老年病专业委员会主任委员、江苏省中医药学会脾胃病专委会副主任委员等。

孙志广教授从医三十余年，以崇高的医德和精湛的医术救治了无数深陷困苦的病人，赢得了患者的爱戴和信任。他在医疗思路方面，强调宏观与微观辨治相结合，提出了用益气清热活血法治疗慢性萎缩

1

性胃炎的创新思路,擅长治疗多种消化系统疾病,临床疗效显著。

一、秉承国医精髓,践行大医精诚

孙志广教授从医三十余年,秉承孟和医派和法缓治的思想,他认为:调补脾胃当详审阴阳,重视五行须从肝论治,辛开苦降以调畅气机,强调宏观与微观辨治相结合。药方多以平淡轻灵见长,一归醇正。其长期致力于中西医结合防治胃肠系统疾病的研究,尤其擅长治疗慢性萎缩性胃炎及其癌前病变、反流性食管炎、胆汁反流性胃炎、习惯性便秘、肠易激综合征、肝硬化、消化道肿瘤术后、功能性消化不良等疾病。临床疗效显著,深受患者信赖。

二、勤恳临床实践,医术法取众长

近几年来,孙教授平均临床年工作天数 298 天,年门诊人次稳中有升,2018 年突破 5 000 人次,门诊次数始终坚持每周两次,每次平均门诊量达 43 人次,每次门诊平均开具处方 78 张,其中中医处方 43 张。同时,他努力提高自身业务水平,加强业务理论学习,通过阅读大量医学杂志及书刊,学习相关卫生知识,提升个人的理论知识水平。他积极参加国内外举办的学术会议,聆听著名专家学者的学术讲座,多次去省市及兄弟单位学习先进的医疗知识、医疗技能及管理要领,不断吸收应用国内外新理论、新知识、新技术、新方法,了解和掌握中医药的新进展、新动向,并与有关临床医护人员共同探讨最佳治疗方案,促进合理用药,使诊断、用药更科学,更合理,以适应患者的需要。

三、领军中医研究,胃肠仁术有传人

孙志广教授先后主持国家自然科学基金、江苏省自然科学基金、江苏省社会科学基金、高等学校博士学科点专项科研基金联合资助课题,以及"江苏省六大高峰人才"项目、南京市科技局的等多项课题。曾获得江苏省科技进步奖二等奖 2 项,江苏省科技进步奖三等奖 1 项。

获得江苏省首届优秀青年中医药工作者称号；先后被评选为江苏省"333（跨世纪人才培养）工程"第三层次和第二层次培养对象（江苏省中青年科技领军人才）、省六大高峰人才。

孙志广教授发表论文 100 余篇，其中 SCI 论文 12 篇。2012、2013 年组织编写了《江苏当代名中医临证精萃》，对江苏省内的国医大师、全国师承指导老师、省名中医进行系统研究，汇集诸位名师学术思想、诊疗经验、技术专长，形成专著，全书共计 85 万字。

作为南京中医药大学的博士研究生导师，孙志广教授先后培养出博士研究生 20 余名，硕士研究生 50 名，其中一名学生的毕业论文入选了"江苏省优秀博士研究生论文"。

（彭雯）

孙志广教授
对中医发展战略、中西医结合医学的思考

当前,全球疑难重病、新发传染病等健康挑战不断出现,人民群众健康需求多样化,健康中国建设正持续全面推进。中医药作为中华民族优秀传统文化的代表之一,不仅是我国独特的卫生资源、潜力巨大的经济资源、有原创优势的科技资源、优秀的文化资源和重要的生态资源,还具备中华文化兼收并蓄、博采众长的特点。现代医学也在不断发展中逐渐显现了重视整体论和系统论的态势,这使中西医在深度和广度上的进一步结合成为可能。

中西医结合是我国长期施行的基本方针,是我国医疗卫生体系的重要组成部分。经过几十年的传承创新,中西医结合医学发展得到国家政策的鼓励和支持,中西医结合医学在医药卫生事业中的作用不断增强,在临床诊疗中的优势不断显现,学术研究成果稳步增多。孙志广教授指出,新型冠状病毒肺炎疫情发生后,中医药全面参与疫情防控救治,做出了重要贡献。中西医结合、中西药并用,是这次疫情防控的一大特点。健康需求的快速增长让人们更加关注中西医结合。

一、中西医交汇现象源远流长

中西医结合医学是在深入研究中医和西医的基础上,吸取二者之长形成的第三种医学形式,具有中国特色和时代特征。早在前清时期,中西医汇通的指导思想和当时改良派的"中体西用"思想就初步体

现了中西医交汇的现象。但直至20世纪初，西方医学才凭借积蓄一百多年的技术能力在我国站稳脚跟，并与有数千年历史的中医学短兵相接，形成竞争态势。任应秋在《中医各家学说》中将中西医汇通学派分为三类：一是开始接受西说诸家，如王清任、陈定泰等；二是持汇通说诸家，如朱沛文、张锡纯等；三是改进说与科学化的倡导者，如恽铁樵、陆渊雷等。王清任发表了《医林改错》一书，该书深入细致地展开了解剖学研究。虽然王清任接受了西方医学的一些思想，但是他的中医药治疗思维并没有受到影响，他提出的"五逐瘀汤"方目前仍在临床上广泛使用。张锡纯先生在《医学衷中参西录》中指出："西医用药在局部，是重在病之标也；中医用药求原因，是重在病之本也。究之标本原宜兼顾。"他主张"衷中参西"，以中医理论为纲，以西医方法为补，以治愈为最终目的，是中西汇通的典型代表。

二、中西医结合发展态势良好

中医学以整体论为主，体现在针对生命的整体层面，源于"天人合一"哲学思维的复合医学模式，更多采用经验的积累、类比推理的方式。中药方剂中多种有效组分对机体多系统、多途径、多靶点进行综合调节，从整体方面共同达到祛病养生的目的。西医学将人体视为由组织器官等组合而成的，偏向于机械的还原论，多强调单一活性化合物对机体靶点的作用，具有高度的选择性和明显的对抗性，其成分、靶点、通路比较明确。中西医结合，兼顾整体与局部，将极大提高医学疗效。

经过广大中西医结合工作者60余年的工作和努力探索，中西医结合在诸多方面均取得了长足进展。中西医结合医疗机构规模不断发展，据《2017年我国卫生健康事业发展统计公报》，2017年全国中西医结合医院达587所。截至2016年，除了42所高等中医药院校外，还有107所西医类高等院校和145所非医药类高等院校也设立了中医类专业，其汇集成的力量不可小视。科学研究方面，诊疗模式的结合创新是60余年来对中西医结合探索实践的重要成果。病证结合是中西医结合医学应用于临床的成功经验,其内涵既是中医辨病与中医辨证的结合,也是西医辨病与中医辨证的结合,是把握疾病总体发展演变规律与阶段性特点、结合宏观观察与微观分析的体现,在防治疑难慢病(如心脑血管、免疫系统等疾病)及重大传染病(如乙肝、新冠肺炎等)等方面都显示出显著的优势。

然而,孙志广教授指出:健康需求的快速增长让民众更加期待中医药,但诸多中成药被列入医疗机构辅助用药目录,这折射出中医药在我国卫生保健体系中的地位并无显著提高;充斥街头巷尾的"中医药保健",也反衬出中医药学术发展裹足不前、进退维谷的窘境。

三、中西医结合医学发展仍存在痛点与难点

孙志广教授在深入剖析中西医结合医学的痛点、难点后指出:第一,保障中西医结合事业发展的制度还不健全,目前我国还没有系统明确的中西医结合法规及部门规章制度,中西医结合医学的政策和管理的内容分散在各卫生、中医药等法规与规章制度中,不能完全体现中西医结合自身发展规律和管理特点,不能适应中西医结合事业的发展要求。第二,中西医结合医学人才的培养仍然存在高层次人才匮乏、中青年人才缺乏、课程设置不合理、培养理念不明确、临床教育资源不足、人才就业出口受限等问题。第三,中医药缺乏公认的循证医学证据,使中医药疗效受到质疑,严重影响中医药的推广使用。

四、孙志广教授对中西医结合医学发展的思考与意见

1. 充分认识中西医结合医学的科学内涵

中西医共同发展的前提,是要了解中西医结合的科学内涵。陈可冀院士指出:中西医结合是用现代科学的知识、技术、方法来整理研究中医的理、法、方、药,取两种不同体系学术的优点与精华,将两种医学融汇或整合形成一个更完善的医疗体系,最终目的在于提高临床疗效。陈香美院士认为:中西医结合是用现代医学技术解析中医理论和

中药作用靶点,用中医整体观、个体化治疗理念指导现代医学实践,联合中药、西药多层次、多靶点阻断疾病病理生理的过程,其未来发展方向是具有中华民族原创思维的可量化、能重复、易推广、新的整合医学。

2. 强化政策保障,构建中西医并重的医疗体系

党的十八大以来,习近平同志多次对中医药事业的发展作出指示,党和国家高度重视中西医结合工作,"坚持中西医并重"成为我国基本的卫生方针。党和国家的政策对中西医结合医学的支持是一贯和坚定的,但在某些政策的落地过程中,或有考虑不周的情况,如:对中医药诊疗项目的定价偏低,将中医药定位为辅助治疗;《中华人民共和国执业医师法》规定只有中医类别人员才能申请中西医结合医师执业资格,有些地方非中西医结合专业医生不能在综合医院中医科或中西医结合科之外的科室工作,导致中西医结合专业毕业生就业难;中西医结合专业的医生,晋升时面临"不中不西"的尴尬局面。陈可冀院士、杨宝峰院士等也表示,当前中西医结合专业医师职称评定制度不健全,导致医师的晋升和发展受阻。故孙志广教授强调,应强化政策保障与实施,为中西医并重发展保驾护航。

3. 加强中西医结合人才队伍建设

科学研究、临床实践、教育教学是中西医结合医学相辅相成的三个重要组成部分,其中教育教学是基础。促进中西医结合医学发展问题的最关键的一点就是教育,要加强相关人才的培养。《关于加快中医药特色发展的若干政策措施》中明确指出:中医药仍然一定程度存在高质量供给不够、人才总量不足等问题。陈可冀院士也指出,中西医结合医学领域的高层次人才数量相对不足。随着我国步入第十四个五年规划时期,中医药发展也进入关键时期,探索中西医结合教育,培养国际化中医药人才,成为当务之急。

孙志广教授指出:中西医结合人才教育应当围绕教育理念、教育方式和人才培养环境三个方面展开。在教育理念上,使中医药文化深入人心,与现代健康理念相融相通;在教育方式上,实现多种培养方式

并存,拓宽人才培养渠道;在人才培养环境上,充分考虑学科的特殊性,为人才发展创造更好的条件。

具体而言,中西医结合医学的人才培养必须以临床实践为中心,在继承基础上结合临床实现创新,培养应用型人才,注重培养其临床诊疗能力的锻炼,切实提高医学生的临床实践能力。而当前阶段的培养模式主要以理论讲授为主,临床实践偏少,中西医结合本科、硕士毕业生难以匹配市场需求,进而导致就业困难。同时,加强中西医结合医学人才培养,将全日制本科教育与研究生教育紧密结合,探索长学制、分段式、宽口径的培养方案。设立并实施中西医结合医学专项人才培养项目,鼓励发展国际人才交流培养项目。强化中医药特色人才队伍建设,打造一支高水平的国家中医疾病防治队伍。加强中西医结合学科与平台建设,设立中西医结合科技专项,大力开展中西医结合医学理论与临床的自主创新研究。在中医理论指导下,结合先进的科学技术,促进中医与药学、多组学、信息学等学科的深度交叉融合,推进中西医结合医学诊疗基础研究,深入探索中西医结合切入点,揭示中西医结合防病治病原理,创建中西医结合医学新理论。围绕目前的重大疾病和疑难疾病,积极开展中西医结合临床研究,探索中西医结合防治的新理论、新方法、新技术、新方案和新药物。

4. 紧抓中医循证,用证据说服世界

中医药服务已占我国整个医疗服务总量的近20%,然而传统研究方法的局限性,导致中医药难以得到国际认可。建立中西医结合量化评估体系,用循证医学的理念,建立符合中医药特点的评价方法,探索中西医结合循证医学研究新方法,有计划开展临床循证研究,提供高质量的循证医学证据,不仅可使临床用药更具针对性、疗效更高、费用更低,而且可以提高中医药在医学界的认可度,促进中医药的国际化进程。

最后,孙志广教授呼吁当代中医药人:我们承担着运用中医药护佑民众健康与传承发展的双重责任,虽绠短汲深,唯责任必不能辞!

(顾任钧)

孙志广教授的医学人文思想及对年轻医生职业生涯规划的影响

"人文"一词最早出现在《易经》中，《易·贲》载："观乎天文，以察时变；观乎人文，以化成天下。"人文思想即以人为主体，尊重人的价值，关心人的利益的思想观念。医学以人为研究对象，人既具有自然性(生物性)，又具有社会性的特点，这就决定了医学是自然科学和社会科学的结合，故在医学的发展过程中，人文思想是其不可分割的一部分，是医学显著标志，也是医学精神人性化的体现。

中国传统医学中的人文思想在《黄帝内经》(也简称《内经》)中即有明确的体现，《内经》曰"天覆地载，万物悉备，莫贵于人"，这是中国传统医学人文的起始。而中医学的发展过程则与中国古代人文哲学思想息息相关，儒家思想的"仁"便是中医学的重要组成部分，《孟子·梁惠王上》曰："无伤也，是乃仁术。"故中医也被称为"仁术"。近代以来，尽管中医学受到了西方医学的巨大冲击，但依然顽强存活，这当然与其完整的不同于西医的理论体系、独特的诊治方式与临床效果密切相关，但同样不可忽视的是，人文思想给予了中医学强力的支撑。

孙志广教授行医三十余年来，人文思想贯穿其医疗生涯。孙教授认为中华文化与中医密不可分，中国传统文史哲学科是中医的基础并对其具有指导作用；孙教授重视医学伦理，注重对医学生医德医风的培养，认为好的医生必须做到德艺双馨；孙教授认为医者须提高自身人文修养，中医学习者不可放弃对传统文化的学习。现将孙志广教授行医中的人文思想总结如下。

一、中医药是中华传统文化的一部分

孙志广教授认为,中医学理论来源于中国传统文化,中医药文化是中华文化的重要组成部分,中医药文化是助推中华文化伟大复兴的重要力量。

《易经》被称为中华民族文化和中国哲学的总源头和血脉,对中医学的产生与发展起了巨大的推动作用。《内经》谈医必谈易,孙思邈言:"不知易者,不足以言知医",张景岳言:"《易》具医之理,医得《易》之用",这都说明中医学形成史与《易经》密不可分,即医易相通。在《易经》哲学的指导下,中医学的阴阳、五行、藏象、气化学说及养生、预防学说成为哲学水平极高的自然科学。

中医学的许多理念除了受《易经》影响外,还逐步融合儒、释、道的文化精髓,吸收了自然科学成果,逐渐形成了独特的医学理论体系。中医有关医德的观念,深受儒家文化的影响,如"主中庸、倡中和""仁者寿"的理念,形成中医道德养生文化;中医学许多养生方法、技术和膏、丹、丸、散的炮制又与佛家、道家文化密切相关。佛家"禅定",道家"道法自然""恬淡虚无"与重视"精、气、神"的练气、保精、存神的养生方法以及内丹(静功)、导引(动功)等理念促进了中医养生理论的发展。

2010年,习近平同志在墨尔本皇家理工大学中医孔子学院授牌仪式上的讲话中指出:中医药学凝聚着深邃的哲学智慧和中华民族几千年的健康养生理念及其实践经验,是中国古代科学的瑰宝,也是打开中华文明宝库的钥匙。中医文化充分体现了中华优秀传统文化的核心价值理念、原创思维方式,融合了历代自然科学和人文科学的精华,吸收了儒家、道家乃至佛家文化的智慧。它是古代唯一流传至今并且仍在发挥重要作用的科技文化形态。要振兴和推广中华文化,需要一体和两翼,虽然中华文化的翅膀有很多,但中医是很重要的翅膀之一。

从中华文化的传播角度来看,中医针灸已经在世界上 183 个国家和地区得到应用。历年的中国国家形象全球调查结果也显示,中医一直是最能代表中华文化的元素符号之一。事实证明,中医药文化已经承担起中华文化伟大复兴的先行者角色,发挥着它独特的魅力和效用。

二、重视医学伦理,强调德艺双馨

医学伦理思想作为医务工作者从医的道德标准,是提高医疗卫生质量、构建和谐医疗环境的关键因素。孙志广教授在行医过程中重视医学伦理,他认为规范伦理固然重要,但更重要的是医务工作者主动去"追寻美德",这种发自内心的医德思想能够弥补规范伦理的不足。

孙思邈在其经典著作《备急千金要方·大医精诚》中系统地阐述了医学伦理思想,这为中国医学伦理学奠定了基础。"精"指精于医道、精心诊治,是对精湛医术的要求;"诚"是诚信、诚心、诚实,是对高尚医德的要求。孙教授受孙思邈大医精诚思想影响,他认为从医人员应把"医术精"和"医心诚"放在同一位置,只有德才兼备才能堪称大医。

在医术层面,"至精至微"与"精勤不倦"是孙思邈关于"精"最重视的两个方面。孙教授亦认为医学生必须追求精益求精,必须勤奋,专业技能和勤奋的态度是专业人员的基本素质。明代医家龚廷贤曾经说过:"病家求医,寄以生死。"患者以性命相托,面对这样的患者,医者必须以精湛的医疗医术作为回报,这样才能让患者安心。而在临床亚专科越分越细的今天,孙教授强调要有个人核心技术,除此之外,还要提高科研意识,因为临床与科研是相辅相成的关系,只有临床没有科研,医疗技术就不能取得进步与突破,只会故步自封;科研要以临床实践为基础,不能凌空蹈虚,科研成果最终还是要接受临床的检验与应用。习医者应在上学期间就养成多读文献的习惯,逐步建立起科研思维,在读硕博期间尽可能掌握多的实验技术等。

在道德层面,孙教授遵从孙思邈"上以疗治君亲之疾,下以救贫贱之厄"的思想,认为医者应该把医术奉献给所有需要帮助的病人,不管他们是高官还是恶棍,不管患者地位、财富、年龄、美丑、愚笨或聪明,都应一视同仁,疾病面前人人平等,切不可轻视或忽视生命。孙教授不仅体谅患者的辛苦,包括疾病的痛苦、就诊过程的困难、经济因素等,还能体会患者的心情——怒伤肝、喜伤心、思伤脾、忧伤肺、恐伤肾。孙思邈认为:"夫为医之法,不得多语调笑,谈谑喧哗,道说是非,议论人物,炫耀声名,訾毁诸医,自矜己德。偶然治瘥一病,则昂头戴面,而有自许之貌,谓天下无双,此医人之膏肓也。"孙教授亦极为重视个人行为和伦理道德,他向学生强调,绝不可泄露患者隐私;不可因为偶然的成功而沾沾自喜;应具有法律意识,譬如,在新冠疫情期间,应对传染病防治法有所了解。"医人不得恃己所长,专心经略财物,但作救苦之心,于冥运道中,自感多福者耳。又不得以彼富贵,处以珍贵之药,令彼难求,自炫功能,谅非忠恕之道。志存救济,故亦曲碎论之,学者不可耻言之鄙俚也。"孙师教育学生不可把金钱作为职业追求,但知行好事,莫要问前程。

三、提高医者人文修养

以道家理论为基础的养生学,以儒学思想为指导的医学伦理学,以及由各种传统学术相互融合而构成的其他理论,构成了中医学坚实的文化背景和知识基础。文化背景、基础理论、临床实践是组成中医学体系的三大板块。在三大板块中,文化背景带来的人文修养的价值极为重要,却又最不明显。孙志广教授认为,临床医生作为治病救人的主体,其素质直接影响医疗的效果和医学科学技术的发展,因此除了强调技术,临床医生的人文修养也很重要。人文修养是人对自然、社会以及与其相关的整体认识和内化哲学、社会科学、文学、艺术、历史等知识后所具有的哲学素养、道德素养、文学素养、艺术素养、历史素养、法律素养。孙教授叮嘱学生,学无止境,提升上述人文修养,是一个长期熏陶的过程,需要长年累月的知识沉积,必须不断地将外在的知识和技能进行内化,渗透到一言一行一识中去,才能做到人文修养的提升。

医学人文精神的培养不是医学的额外要求,而是医学教育本身极其重要的组成部分。裘法祖教授说:"德不近佛者不可为医,才不近仙者不可为医。"孙志广教授行医三十余年,早已将尊重生命、关爱健康、尊重患者权益和隐私的人道主义精神内化成了自觉行动,这种仁医风范通过言传身教潜移默化地影响了学生和年轻医生,帮助后辈成为更好且更具人性的医师。

(王蔓莉)

目 录

一、胃食管反流病
医案七则

牛晓玲　谢键

医案一

陶某某,女,46 岁,2022 年 11 月 26 日初诊。

主诉:胸骨后烧灼疼痛、反酸、嗳气、心烦失眠 1 月余。1 个月前,患者因情志不遂出现胸骨后烧灼疼痛,反酸,嗳气频作,心烦失眠,间断服用兰索拉唑肠溶胶囊治疗,症状时轻时重。2022 年 10 月 13 日,江苏省第二中医院胃镜结果显示:反流性食管炎(B 级),慢性胃炎。现症:胸骨后烧灼疼痛,反酸,嗳气频作,心烦失眠,脘腹胀满,咽部异物感,口干苦,纳差,大便干结且 3～4 天行 1 次。舌质暗红,舌苔黄厚而干,脉弦滑,幽门螺杆菌(一)。

中医诊断:食管瘅(胆郁痰扰证)。西医诊断:胃食管反流病。

治则:清胆泄热,和胃化痰。

方药:黄连温胆汤加减:陈皮 9 g,半夏 9 g,黄连 6 g,枳实 12 g,茯苓 12 g,姜竹茹 15 g,炒酸枣仁 15 g$^{(打碎)}$,吴茱萸 3 g,紫苏梗 15 g,生石膏 15 g$^{(先煎)}$,葛根 15 g,槟榔 9 g,浙贝母 12 g,煅瓦楞子 30 g$^{(先煎)}$,炙甘草 9 g,14 剂,日 1 剂,水煎,早晚饭后温服。忌食生冷辛辣之品,慎起居,调摄情志。

二诊(2022 年 12 月 10 日):患者胸骨后烧灼疼痛、反酸、心烦失眠、脘腹胀满、咽部异物感、大便干结等症状明显改善,嗳气、口干苦好转,出现烘热汗出、纳差。上方去茯苓,生石膏改为 30 g$^{(先煎)}$,加煅牡蛎30 g^(先煎)、女贞子15 g、六神曲15 g。14剂,用法和注意事项同前。

　　三诊(2022年12月24日):患者诸症好转,继续服药3个月后诸症消失,停药随访半年无复发。

　　【**按语**】　本病归属于中医学"食管瘅"范畴。饮食不当为胃食管反流病的基础,情志因素是关键。《重楼玉钥》中说:"咽者,嚥也,主通利水谷,为胃之系,乃胃气之通道也。"食道为胃所主,故其病变归属胃病。《内经·灵枢·经脉》:"肺手太阴之脉,起于中焦,下络大肠,还循胃口,上膈属肺。"《内经·素问·逆调论》:"胃不和则卧不安。"《内经·素问·水热穴论》:"肾者,胃之关也,关门不利,故聚水而从其类也。"如果肺、脾、肾功能失常,三焦气化失司,则水液不循常道而化为痰湿,痰湿可阻滞中焦气机,肝胃郁热,痰热内扰。

　　本案患者平素工作压力较大,情志不遂,日久肝郁乘脾,脾虚失运,胃失和降,痰湿内生,郁而化热,故出现胸骨后烧灼疼痛,反酸,嗳气频作,心烦失眠等症状。胆胃郁热于咽喉和胸脘部,故脘腹胀满,纳差,咽部异物感,口干苦;痰热内扰,灼伤肠道津液,肠道失润,故大便干结,舌质暗红,舌苔黄厚而干,脉弦滑,均为胆郁痰扰之象。

　　黄连温胆汤是由唐代孙思邈《千金要方》中温胆汤演绎而来,在临床中所治诸病,多见情志异常表现。方中黄连苦,寒,归心、脾、胃、胆、大肠经,清热燥湿、泻火解毒;半夏辛,温,归脾、胃、肺经,燥湿化痰、降逆止呕。两味共为君药。陈皮与半夏理气健脾、燥湿化痰;竹茹与黄连清热化痰、除烦止呕;枳实行气宽胸、消痰行滞;茯苓健脾宁心、化湿消痰。四味共为臣药。酸枣仁养心益肝安神;吴茱萸疏肝下气,温中止痛;紫苏梗理气活血宽中;生石膏清热泻火、除烦止渴;葛根生津止渴升阳;槟榔行气利水破积;浙贝母清热化痰散结;煅瓦楞子软坚散结、消症化痰积;炙甘草和陈皮、茯苓一起补脾益气、缓急止痛。九味共为佐使药。二诊时患者烘热汗出,为痰热内盛,灼伤气阴,卫表不固,纳差为脾失健运,故生石膏加重剂量以清热益气生津,煅牡蛎宁心敛汗,女贞子滋补肝肾之阴,六神曲消食调中。

本方配伍特点：① 寒温并用。《内经·素问·六节藏象论》："凡十一脏取决于胆也。"人的精神意识和思维活动虽然由心所主，但与肝的疏泄功能密切相关。本病证属胆郁痰扰，全方不能尽用半夏之辛温，竹茹和半夏配伍，既能化痰和胃，又能清胆热，使得胆气清肃，胃气顺降，则胆胃得和，而且竹茹还能减轻半夏的温热之性。黄连和吴茱萸一寒一温，泻肝胃之火而不耗伤胃阴。② 升降互调。葛根主升阳，半夏、枳实主降浊，防止葛根升举太过，恢复中焦气机之升降。③ 补散结合。陈皮、茯苓、甘草补益中焦以生脾气，杜绝生痰之源须益气消痰，气顺则痰消；酸枣仁养心神疏肝胆以定神志，紫苏梗、浙贝母、煅瓦楞子理气活血散结以宽中。全方诸药配伍，使胆郁得疏，脾虚得健，清升浊降，诸症自除。

医案二

王某，男，38岁，2022年6月19日初诊。

主诉：反酸、嗳气，间作2年余，加重1周伴腹胀。2年前患者因忧思过度，饮食不节反复出现反酸、嗳气、咽喉部不适等症状。间断服药治疗。2022年4月26日在江苏省人民医院胃镜检查，结果显示：反流性食管炎（B级），慢性胃炎，幽门螺杆菌（一）。现症：反酸，嗳气，咽喉部不适、腹胀，纳差，大便不成形，伴排便不尽感，日2～3次，睡眠可，舌质淡红，舌苔黄、微腻，脉濡数。

中医诊断：吐酸病（脾虚湿热证）。西医诊断：胃食管反流病。

治则：健脾化湿，和胃降逆。

方药：半夏泻心汤、平胃散加减：人参片9 g（先煎），姜半夏9 g，黄芩12 g，黄连6 g，干姜12 g，陈皮9 g，炒苍术12 g，厚朴12 g，紫苏梗15 g，丁香3 g（后下），旋覆花15 g（包煎），代赭石30 g（先煎），焦山楂15 g，大枣15 g，炙甘草9 g。处方14剂，日1剂，水煎，早晚饭后温服。嘱患者忌食生冷辛辣油腻之品，保持心情舒畅。

二诊（2022年7月3日）：患者服药后反酸、嗳气、腹胀、纳差等症较前明显好转,咽喉部仍有不适,偶有咽痒,时有大便不成形,排便不尽感较前减轻。上方去苍术、丁香,加五倍子 9 g,肉豆蔻 15 g。处方14 剂,用法及注意事项同前。

　　三诊(2022 年 7 月 17 日):患者反酸、嗳气、腹胀、纳差消失,偶有咽部不适,夜寐欠安,大便成形,二诊方去旋覆花、代赭石,加酸枣仁12 g^(打碎)。14 剂,继续服药。2 个月后诸症消失,停药随访半年无复发。

　　【按语】　本病归属于中医学"吐酸"范畴。《内经·素问·经脉别论》:"饮入于胃,游溢精气,上输于脾,脾气散精。"若脾胃气虚,脾失健运,土不制水,则水湿内停,聚而成痰。《叶天士医案大全》:"惊惶忿怒,都主肝阳上冒,血沸气滞,瘀浊宜宣通以就下。"《朱丹溪医学全书·格致余论》:"或因忧郁,或因厚味,或因无汗,或因补剂,气腾血沸,清化为浊。"饮食劳倦、情志失宜等因素皆可导致湿困脾胃,气机失调,清阳不升,浊阴不降,痰邪内生。《古今医统大全·郁证门》:"郁为七情不舒,遂成郁结……"情志不遂,木郁横土,致肺脾失运,痰湿内壅,肺失肃降,胃气亦难和降。《济生方》:"阴阳平均,气顺痰下,嗝噎之疾,无由作矣。"

　　本案患者因肝郁不舒,乘脾犯胃,中焦气机失调,脾不升清,胃不降浊,浊邪内生,郁久化热,久聚不散,浊聚成毒,内陷脏腑,浊毒随胃气上逆,损伤食管脉络,故见反酸,嗳气,咽喉部不适;湿滞中焦,气机郁阻,故见腹胀;脾胃虚弱,纳运乏力,故纳差;脾胃虚弱,湿邪中阻,水谷不化,清浊不分,浊邪下注肠道,故大便不成形;舌质淡红,舌苔黄微腻,脉濡数为脾虚湿热内阻之象。

　　方中半夏辛,温,归肺、脾、胃经,散结除痞,降逆止呕;干姜辛,温,归脾、胃、心经,与半夏温中散寒止呕,化痰消痞。两味共为君药。黄芩和黄连苦,寒,归心、脾、胃、肝、胆、大肠经,清热燥湿以开痞;苍术辛、苦,温,入中焦能燥湿健脾,使湿去则脾运有权,脾健则湿邪得化,湿邪阻碍气机,且气行则湿化;厚朴辛、苦,温,长于行气除满,且可燥湿化痰,与苍术相伍,行气以除湿,燥湿以运脾,使滞气得行,湿浊得去。此四味共为臣药。人参、大枣甘温,益气健脾以补中,养血安神以定志,与半夏配合,升降有序,以恢复脾胃功能;陈皮理气和胃,燥湿醒脾,以助苍术、厚朴之力;紫苏梗理气宽中和血;丁香温中降逆,散寒止痛,合旋覆花、代赭石平肝化痰降逆以止呕;焦山楂消食化积,和代赭石相伍以行气散瘀。上八味共为佐药。甘草补脾和中为使药。二诊咽喉部不适、咽痒,为痰浊之邪滞于咽喉;大便不成形、排便不尽感为脾虚浊邪下注肠道;加五倍子以清热化痰散结,肉豆蔻温中止泻、行气消食。三诊夜寐欠安,加酸枣仁养心柔肝安神。

本方配伍特点:① 辛开苦降。半夏、干姜温中燥湿以除痞,黄芩、黄连清热燥湿以散结,两药相配伍,使中上焦之邪热泄湿化。② 寒温并用。重用半夏、干姜、苍术、人参、紫苏梗以温中散寒,配伍黄芩、黄连以清热燥湿解毒,热去寒消,三焦通调。③ 补泻兼施。人参、苍术、陈皮、大枣、甘草温补脾胃以健运中焦,厚朴、旋覆花、代赭石、丁香以降浊气,恢复升清降浊之职。全方诸药配伍,辛开苦降、寒热得解,升降复常,则诸症自除。

医案三

孙某,女,58岁,2022年6月18日初诊。

主诉:"烧心",胸骨后隐痛3月余,加重5天。3个月前患者因平素饮食不节,情志不遂,经常劳累,出现"烧心"、胸骨后隐痛等症状,间断服用奥美拉唑肠溶胶囊治疗。2022年6月15日鼓楼医院胃镜结果显示:反流性食管炎(B级),慢性胃炎伴糜烂,幽门螺杆菌(一)。心电图正常。现症:"烧心",胸骨后隐痛,胸脘痞满不舒,口燥咽干,夜寐不安,舌质暗红,舌苔薄干,脉细数。

中医诊断:食管瘅(阴虚火旺证)。**西医诊断:**胃食管反流病。

治则:益气养阴,泻火降逆,佐以安神。

方药:玉女煎、旋覆代赭汤、左金丸加减:生石膏30 g^(先煎),生地黄

12 g,知母12 g,麦冬12 g,怀牛膝15 g,干姜6 g,紫苏梗15 g,旋覆花15 g^(包煎),代赭石30 g^(先煎),黄连6 g,吴茱萸3 g,酸枣仁12 g^(打碎),生蒲黄^(包煎)12 g,木蝴蝶3 g,炙鸡内金15 g,炙甘草6 g。14剂,日1剂,水煎,早晚饭后温服。嘱患者抬高床头,戒烟、酒、咖啡,低脂、低糖饮食,避免饱食。

二诊(2022年7月2日):患者"烧心"、反酸、胸骨后隐痛、嗳气、口燥咽干、咽部不适症明显减轻,仍感胸脘痞闷不舒,舌苔暗红、舌苔白微腻,脉细弱。上方去知母、木蝴蝶,生石膏改为15 g^(先煎),黄连改为3 g,加法半夏9 g,生麦芽15 g,以消痞散结、和胃导滞。14剂,用法和注意事项同前。

三诊(2022年7月16日):诸症明显好转,舌苔暗红、舌苔薄白,脉细。二诊方去旋覆花、代赭石,继续服药2个月。后诸症消失,停药6个月后复查胃镜,提示食管黏膜未见异常。

【按语】 本病归属于中医学"食管瘅"范畴。《明医指掌》:"吐酸者,吐出酸水如醋。平时津液上升之气郁滞日久,湿中生热,故从火化,遂作酸味,如谷肉在器,得热则易酸。吞酸者,郁滞日久,不能自涌而出,伏于肺胃之间,咯不得上,咽不得下。"指出肝气郁滞中焦,湿热郁滞胸脘之间,化火为酸味。《寿世保元·吞酸》:"夫酸者,肝木之味也,由火盛制金,不能平木,则肝木自甚,故为酸也。"肝的疏泄功能在维持脾胃正常升降功能中起主导作用。所谓"土得木而达",肝木太过,横逆犯胃、横克脾土,或肝气郁滞,化火为酸。

本案患者因饮食不节、情志不遂、劳累过度等诸因素致肝气郁结日久,气郁化火,胃火炽盛,耗损胃阴,胃气上逆动膈,则"烧心",胸骨后隐痛,口燥咽干;肺胃津液不足,胃、食管失于濡润,则胸脘痞满不舒;阴虚火旺,阴阳不交,则夜寐不安,舌质暗红、舌苔薄干,脉细数为阴虚火旺之象。

方中生石膏辛、甘、寒,归肺、胃经,清阳明有余之热,为君药。生地黄甘、微寒,归肝、肾经,滋肾阴,以补少阴之不足;知母苦、寒,清热泻火、生津润燥,既助石膏以清胃热,又助生地滋肾阴而泻火。二味共为臣药。君臣合用,清火而壮水,标本兼治。麦冬清补并行;怀牛膝引上炎之火下行,兼补肝肾;紫苏梗行气宽中;黄连清泄中焦脾胃之郁热;少佐干姜、吴茱萸以制生石膏、黄连之寒凉,且入肝肺降上逆之火;旋覆花降气化痰,善降胃气以止呕噫,"诸花皆升,旋覆独降",与代赭石合用,以降上逆之胃气而止呕;酸枣仁补养心肝,生津安神;生蒲黄通利胸膈,活血止痛;木蝴蝶清肺利咽、疏肝和胃。以上十一味共为佐药。炙鸡内金健胃和中,炙甘草补脾缓急止痛,二味共为使药。患者二诊时仍感胸脘痞满不舒,为胃失濡养滋润,胃气上逆,生石膏、黄连减量,防止寒凉太过伤胃,加法半夏降逆散结除痞,生麦芽消食和胃。

本方配伍特点:① 善用寒凉药以降火逆。因为胃食管反流病病情易于反复,日久耗伤阴津,出现阴虚火旺症候。胃火上逆,出现"烧心"、反酸、胸骨后疼痛、口苦诸症,无论治本还是治标,滋阴泻火均是主要环节。② 不拘泥于经方。把玉女煎方中偏重滋补肾阴的熟地黄改为生地黄,以增强清热养阴生津之功效。③ 灵活化裁药量。本病后期多以脾胃虚弱为主,使用清热药不可过用苦寒之品,生石膏、黄连减至半量以清泄脾胃之火,佐吴茱萸以制黄连之寒,不拘泥黄连与吴茱萸古方用药比例,既能制酸和胃止痛,又能制约过用寒凉之偏。全方诸药配伍,攻补兼施,清胃火,滋肾阴,营阴充足,阴火自降,诸症得解。

医案四

陈某,女,72岁。2022年6月9日初诊。

主诉:"烧心"、反酸、嗳气、口苦2月有余,加重1周,伴便秘。患者平时急躁易怒,喜食辛辣之品,3个月前出现"烧心"、反酸、嗳气、口苦等症状。2022年5月20日经江苏省人民医院胃镜检查,结果显示:反流性食管炎(B级)、慢性胃炎伴糜烂,幽门螺杆菌(一)。心电图结果显示:窦性心律,Ⅰ度房室传导阻滞。口服奥美拉唑肠溶胶囊、莫沙必利分散片2周,诸症未见好转。现症:"烧心",反酸,嗳气,胃脘部胀痛,胃纳欠佳,大便干结且3～4天行一次,舌质暗红,舌苔黄干,脉弦细。

中医诊断:食管瘅(肝胃郁热证)。西医诊断:胃食管反流病。

治则:疏肝泄热,和胃降逆。

方药:大柴胡汤、左金丸、增液汤加减:柴胡9 g,黄芩12 g,黄连6 g,法半夏9 g,吴茱萸3 g,生地黄12 g,麦冬12 g,生白术15 g,生白芍15 g,枳实12 g,生大黄3 g(后下),厚朴12 g,瓜蒌子30 g,生甘草6 g。14剂,日1剂,水煎,早晚饭后温服。忌食生冷辛辣之品。

二诊(2022年6月23日):"烧心"、反酸、口苦症状明显好转,嗳气仍时有发作,胃脘部胀痛好转,大便较前通畅,舌脉较前改善,上方去柴胡、黄芩,加生麦芽15 g,炒莱菔子15 g。14剂,用法同前。

三诊(2022年7月7日):患者诸症缓解,二诊方去旋覆花、代赭石、厚朴、生地黄,继续服药2个月后诸症消失,停药随访半年无复发。

【按语】 本病归属于中医学"食管瘅"范畴。叶天士在《临证指南医案》中说:"肝为起病之源,胃为传病之所。"肝主疏泄,情志不舒,肝气郁滞,横逆犯胃,扰乱脾胃正常气机的运行,从而引起胃脘部诸多病证。《内经·灵枢·平人绝谷》:"胃满则肠虚,肠满则胃虚,更虚更满,故气得上下,五脏安定。"若恣食辛辣厚味,或饮酒无度,伤中碍脾,湿热之邪蕴结中焦日久,通降功能受损,积生湿浊,郁久化热,则湿热浊气上逆,上犯食管。《内经·素问·五脏别论》曰:"六腑者,传化物而不藏,故实而不能满也",指出六腑功能以通为用的特点。

本案患者平时烦躁易怒,肝郁化火,横克脾土,胃失和降,湿热浊气上逆,故"烧心",反酸,嗳气;湿热郁滞中焦,脾升胃降功能失调,故胃脘部胀痛,胃纳欠佳;过食辛辣厚味,肠胃积热,化燥伤津,肠道失于濡润,传导失职,故大便干结,3～4天行一次;舌质暗红,舌苔黄干,脉弦细为肝胃郁热之象。

方中柴胡辛、苦,微寒,归肝、胆经,疏肝解郁,退热升阳;黄芩苦、寒,归胆、脾、大肠经,清热利湿,泻火解毒。柴胡与黄芩共用,疏肝解郁,除少阳之邪热,两味共为君药。黄连苦、寒,与黄芩清热燥湿解毒;法半夏辛、温,燥湿化痰,降逆止呕,消痞散结;吴茱萸辛、温,散寒降逆止呕。黄连、法半夏、吴茱萸相配伍,共奏辛开苦降、消痞散结、降逆止呕之功效,三味共为臣药。生地黄、麦冬益气养阴生津,养心除烦,和瓜蒌子濡润胃肠,泻下通便;生白术健脾益气,和生白芍温柔相济,健运中焦脾阳,平抑上逆之肝火,养血柔肝止痛;轻用大黄,与枳实、厚朴内泻阳明热结,破气活血消积。以上八味共为佐药。生甘草益气健脾止痛,调和药性,为使药。

本方配伍特点:① 升降有序。柴胡疏肝解郁,降中有升,黄芩、黄连苦寒和胃,泻火解毒,辛开苦降,使肝火清、胃气降。② 寒重热轻。左金丸源自《丹溪心法》,有"左以制肝而助肺金"之寓,为叶桂"微苦以清降,微辛以宣通"之代表方剂,半夏、吴茱萸辛能降逆止呕,温能制黄连之寒;白芍养肝补血敛阴,与白术配伍可调肝运脾;麦冬、生地黄滋阴降火,使脾胃生化有源,增液行舟,寓泻于补,所谓"保得一分胃气,便有一分生机"。③ 通调六腑。枳实、厚朴共用,取小承气汤行气消痞、泄下热结之用,瓜蒌子润肠通便,消脾胃气滞。全方诸药配伍,泻火而不至凉遏,降逆而不致火郁,肝胆火降,脾气升清,养阴增液,肠燥得润,六腑通调,诸症自除。

医案五

患者马某某,女,42岁,2022年3月5日初诊。

主诉:反酸,吞咽后梗阻感,腹胀2月余。2个月前患者因家事忧思过度出现反酸、吞咽后梗阻感等症状,间断服用雷贝拉唑钠肠溶胶囊、铝碳酸镁咀嚼片等治疗。2021年9月8日江苏省中西医结合医院胃镜结果显示:反流性食管炎(A级),慢性糜烂性胃炎,十二指肠球部炎,幽门螺杆菌(一)。现症:反酸,吞咽梗阻感,咽痛,嗳气,腹胀,乏力,大便不成形,每日1~2次,舌质暗红,舌苔白腻,脉细滑。

中医诊断:吐酸病(气郁痰阻证)。西医诊断:胃食管反流病。

治则:健脾和胃,化痰降气。

方药:参苓白术散、半夏厚朴汤加减:党参 12 g,炒白术 15 g,半夏 9 g,紫苏梗 15 g,姜厚朴 12 g,茯苓 15 g,黄连 6 g,砂仁 6 g$^{(后下)}$,当归 12 g,炒枳壳 12 g,泽漆 9 g,干姜 9 g,浙贝母 9 g,吴茱萸 3 g,炙甘草 9 g。14 剂,日 1 剂,水煎,早晚饭后温服。忌食生冷辛辣油腻之品,保持心情舒畅。

二诊(2022 年 3 月 19 日):患者反酸、吞咽梗阻感、咽痛、嗳气、大便不成形等症状均好转,仍感腹胀,以脐周为主,乏力,夜间盗汗,纳差。上方去白术、当归、泽漆,加法半夏 9 g、炙鸡内金 15 g、焦山楂 15 g、煅牡蛎 30 g$^{(先煎)}$。14 剂,用法和注意事项同前。

三诊(2022 年 4 月 2 日):患者乏力,余症均明显减轻,二诊方加灵芝 15 g,制黄精 15 g。继续服药 3 个月后诸症消失,停药随访半年无复发。

【按语】 本病归属于中医学"吐酸"范畴。"咽为胃之系,喉为肺之系。"脾胃运化失调,痰浊内生,胃气挟痰浊上逆,犯于咽喉而发病。主要表现为咽干、咽痒、咽部异物感等。《杂病源流犀烛》:"劳倦积伤,胃中虚冷,阴浊上干。"《叶天士医案大全》:"惊惶忿怒,都主肝阳上冒,血沸气滞,瘀浊宜宣通以就下。"《朱丹溪医学全书·格致余论》:"或因忧郁,或因厚味,或因无汗,或因补剂,气腾血沸,清化为浊。"以上情志不遂、饮食劳倦等因素皆可导致湿困脾胃,气机失调,清阳不升,浊阴不降,湿浊痰邪内生。

本案患者忧思过度,肝气郁结,肝失疏泄,肝郁乘脾,影响脾胃运化,胃气上逆,故反酸、嗳气;气郁湿阻中焦,故见腹胀;脾失健运,则气血生化不足,肢体肌肤失于濡养,故见乏力;肺胃失于宣降,津液不布,聚而为痰,结于咽喉,湿聚受热煎熬凝聚为痰,痰随气逆上犯食管、咽喉,故见咽部如有物梗阻不适,咽痛,脾胃升清降浊功能失常,清浊相混,并趋下窍,故大便不成形,舌质暗红,舌苔白腻,脉细滑为气郁痰阻之象。

方中党参甘,平,归脾、肺经,补气健脾益肺;白术苦、甘,温,归脾、胃经,与党参同用补气健脾,与半夏同用化湿利水消痰;半夏辛,温,归脾、胃、肺经,燥湿化痰,降逆止呕,消痞散结。以上三味共为君药。茯苓甘淡,配伍白术渗湿利水、益脾和胃安神;厚朴苦辛,温,下气除满,助半夏散结降逆;砂仁和紫苏梗辛,温,行气温中止痛。以上四味药共为臣药。黄连清热燥湿、泻火解毒;当归补血活血止痛;枳壳理气行滞消胀;泽漆配伍半夏化痰解毒散结;干姜温中散寒、温肺化痰;浙贝母清热化痰散结;吴茱萸散寒止痛,降逆止呕。以上七味共为佐药。炙甘草益气缓急止痛为使药。二诊时患者腹胀、乏力、纳差,因为脾胃虚弱,运化无力,卫表不固,故加法半夏以辛开消痞、炙鸡内金、焦山楂健脾导滞,煅牡蛎敛汗固涩。患者在三诊时仍乏力,为脾肾气虚,肢体失养,故加灵芝、制黄精健脾补肾,益气固本。

本方配伍特点:①"培土生金"以治本。"脾为生痰之源,肺为贮痰之器",方用参苓白术散补益脾肺之气,脾气健运,水谷精微得以正常输布,肺宣发肃降有序,痰浊湿邪自去。②气机畅则痰结散。气不行则郁不解,痰不化则结难散,半夏厚朴汤具有行气散结、降逆化痰之功效,使有形之痰湿从体内排出。③佐寒凉以制温燥。方中配伍少量黄连、浙贝母,既清热解毒散结,又制约过用温热药易致燥热之弊端。全方诸药配伍,补中气,渗湿浊,行气滞,使脾气健运,郁气得疏,痰涎得化,湿邪得去,诸症自除。

医案六

赵某,男,54岁,2021年8月7日初诊。

主诉:反酸、腹胀间作1年余,加重2周。1年前患者无明显诱因反复出现反酸、腹胀症状,严重时呕吐少量食物残渣,间断服用中药饮片、奥美拉唑肠溶胶囊、双歧杆菌三联活菌胶囊、莫沙必利分散片等药物治疗,病情时轻时重。2周前患者反酸次数增多,时有恶心呕吐。

2021年6月8日经江苏省中医院胃镜检查,结果显示:反流性食管炎(B级),慢性胃炎,幽门螺杆菌(一)。现症:反酸,嗳气,胃脘部冷痛,腹胀,纳食一般,入睡困难,大便偏烂并日行1～2次,舌质淡暗,边有齿痕,舌苔薄白,脉沉缓。

中医诊断:吐酸病(脾胃虚寒证)。西医诊断:胃食管反流病。

治则:温中散寒,和胃降逆。

方药:理中汤、旋覆代赭汤加减:人参9 g^(先煎),高良姜12 g,炒白术12 g,桂枝12 g,茯苓12 g,吴茱萸6 g,香附12 g,厚朴9 g,旋覆花15 g^(包煎),代赭石15 g^(先煎),姜半夏9 g,陈皮9 g,炙鸡内金15 g,炒稻芽15 g,酸枣仁15 g^(打碎),炙甘草9 g。14剂,日1剂,水煎,早晚饭后温服。嘱患者忌食生冷辛辣,避免过饱,餐后半小时内减少增加腹压的动作,睡前2小时不进食,保持心情愉悦。

二诊(2021年8月21日):患者反酸、腹胀症状较前明显减轻,胃脘部冷痛好转,嗳气次数较前减少,受凉后加重,无恶心呕吐,纳食渐增,睡眠明显改善,但睡后易醒,舌质暗红,舌苔薄白,脉细缓。上方加乌药9 g、荜茇12 g、首乌藤15 g。14剂,用法及注意事项同前。

三诊(2021年9月4日):患者反酸、腹胀、胃脘部冷痛症状均较前明显缓解,进食后偶有嗳气,睡眠正常,余无特殊不适。继续服药3个月诸症消失,停药随访半年无复发。

【按语】 本病归属于中医学"吐酸"范畴。《内经·素问·上古天真论》:"五七,阳明脉衰……六七,三阳脉衰于上。"40岁以后,随着年龄增长,阳气逐渐虚衰,外感内伤邪气均易从寒而化,在本病中表现为脾胃虚寒证。《影岳全书》:"尝见水浆冷积既久,未有不酸者,此岂热耶,因不行也……使火力不到,则其化必迟,食化既迟,则停积不行而为酸为腐,此酸即败之渐也。故凡病吞酸者,多见饮食不快,自食有不快,必渐至中满、痞膈、泄泻等证,岂非脾气不强,胃脘阳虚之病,而犹认为火,能无误乎?"脾胃虚寒,腐熟运化水谷功能减弱,脾胃腐熟运化水谷精微有赖于心肾之阳的温煦,心肾火衰不能温煦脾胃,则脾胃虚寒，运化无力，导致饮食停聚胃脘为酸为腐，胃以降为顺，脾胃虚弱则胃气失于和降，故酸腐之气易于上逆，引发本病。《内经·素问·异法方宜论》："其地高陵居，风寒冰冽，其民乐野处而乳食，脏寒生满病，其治宜灸焫……"寒邪侵入人体，体内虚寒则出现脘腹胀满。

本案患者久病阳虚，身体渐衰，平素常进寒凉食物，及攻伐药物，导致脾胃阳气受损，中焦虚衰受纳腐熟水谷无力，胃失和降，酸腐之气随胃气上逆则反酸，嗳气，严重时呕吐食物，胃中无火，故无明显灼烧感；脾阳虚则运化水谷失常，脾失健运，饮食停滞中焦则胃脘部冷痛，腹胀，纳差，大便偏烂。脾主运化是气血生化之源，心主血藏神，患者劳逸失调，思虑过度，心脾两伤则营血不足，心失所养，出现入睡困难；舌质暗淡边有齿痕，舌苔薄白，脉沉缓为脾胃阳虚，水湿不化之象。

方中人参甘、微苦，归脾、肺、心、肾经，健脾益胃补肺；高良姜辛、热，归脾、胃经，温胃止呕，散寒止痛。此二味共为君药。旋覆花辛、咸，温，降逆止噫，消痰除痞，疏肝通络；炒白术甘，温，补气健脾，燥湿利水；茯苓甘，平，佐白术健脾燥湿利水；吴茱萸辛、苦，温，与高良姜温胃散寒止呕。以上四味共为臣药。桂枝助人参温通经脉，助阳化气；姜半夏散结除痞，燥湿化痰；代赭石质重沉降，坠痰止呕，善镇冲逆；厚朴配伍姜半夏，虽用小剂量性寒质重之代赭石，镇降逆气不伤胃，益气补中不助痰；陈皮祛痰和胃，预防痰饮内阻，先安未受邪之地；香附疏肝解郁，和酸枣仁共奏柔肝养心安神之效；炙鸡内金、炒稻芽消食导滞。以上九味共为佐药。炙甘草补脾益气，缓急止痛为使药。二诊时患者仍嗳气、胃脘部冷痛、眠差，为脾阳虚衰，运化无力，心神失养，胃气上逆症重而药轻，故加用乌药、荜茇温补中下焦之虚寒，下气止痛，首乌藤养心安神。

本方配伍特点：① 干姜改用高良姜。本病反酸、反流症状比较典型，高良姜温胃止呕、散寒止痛功效优于干姜，与吴茱萸温胃散寒止呕。② 先安未受邪之地。"脾为生痰之源"，患者脾阳不足，易生痰饮，故用人参、白术、茯苓益气健脾，与消食导滞的鸡内金、炒稻芽一起固护中焦;姜半夏、陈皮祛痰和胃,预防痰饮内阻;"胃不和则卧不安",胃病是入睡困难发病因素之一,患者久病不愈难免忧虑,故用香附疏肝解郁,酸枣仁、首乌藤养心安神。③重视先后天之本。患者脾胃虚寒较重,加用乌药、荜茇温肾散寒行气以资助后天脾胃之阳气,脾胃强健,肝气条达,运化腐熟水谷精微功能正常,胃内无停积之饮食,则酸腐之气无由作矣。全方诸药配伍,温补三焦阳气,使脾胃健,气逆降,痰浊消,诸症自除。

医案七

郭某,女,51岁,2021年3月6日初诊。

主诉:反酸、嗳气间作2年余,加重1周。2年前患者由于工作需要经常加班,饮食不规律,出现反酸、嗳气症状,间断服用雷贝拉唑肠溶胶囊、吗丁啉等药物治疗,症状时轻时重,1周前诸症加重。2021年2月26日经江苏省第二中医院胃镜检查,结果显示:反流性食管炎(A级),慢性胃炎,幽门螺杆菌(一)。心电图正常。现症:反酸,嗳气,时有胸骨后烧灼感,胃脘部冷痛,大便偏烂,眠差,舌体淡胖,舌苔白腻微黄,脉细滑。

中医诊断:吐酸病(脾肾阳虚证)。西医诊断:胃食管反流病。

治则:温补脾肾,和胃降逆,佐以安神。

方药:附子理中汤、左金丸加减:熟附片9 g$^{(先煎)}$,干姜12 g,桂枝12 g,炒白术12 g,炒白芍12 g,茯苓12 g,黄连3 g,吴茱萸3 g,紫苏梗12 g,砂仁6 g$^{(后下)}$,酸枣仁15 g$^{(打碎)}$,乌贼骨15 g$^{(先煎)}$,大枣12 g,炙甘草6 g,14剂。日1剂,水煎,早晚饭后温服。嘱其少食生冷辛辣刺激之品,保持心情舒畅。

二诊(2021年3月20日):患者反酸、嗳气、胸骨后烧灼感等症明显减轻,胃脘部冷痛、大便偏烂、睡眠差等症也较前好转,腹胀、纳差、舌体淡胖、舌苔白微腻、脉细滑。上方去黄连,加陈皮9 g、焦山楂15 g、六神曲15 g,以行气导滞,促进脾胃运化。14剂,煎服方法及注意事项同前。

三诊（2021 年 4 月 3 日）：患者反酸、胸骨后烧灼感、嗳气等症消失；纳食可，大便正常；胃脘部冷痛、睡眠状况较前明显好转，舌体淡红，舌苔白微腻，脉沉细。二诊处方去炒白芍、煅瓦楞子、紫苏梗，加小茴香 12 g、首乌藤 30 g、石菖蒲 9 g。继续治疗 3 个月后诸症消失，停药半年后随访无复发。

【按语】 本病归属于中医学"吐酸"范畴。《内经·素问·六节藏象论》："肾者，主蛰，封藏之本，精之处也。"肾为先天之本，主藏精，主司脏腑气化，胃腑得肾阴滋润则通降正常，得肾阳温煦则腐熟有力。《内经·素问·太阴阳明论》："四肢皆禀气于胃，而不得至经，必因于脾，乃得禀也。"脾为后天之本、气血化生之源。《素灵微蕴》曰："脾以阴体而抱阳气，阳动则升；胃以阳体而含阴精，阴静则降。"脾胃为人体气机升降之枢纽，脾主升清，胃主和降，脾气健运，水谷精微输布有序，胃腑受纳有常。《血证论·脏腑病机论》："食气入胃，全赖肝木之气以疏泄之，而水谷乃化。"肝主疏泄功能，脾胃气机升降得以正常运行，肝脏可分泌排泄胆汁，助脾胃运化水谷精微，肝主疏泄亦依赖于脾气健运与肾气充盛。《四圣心源》："脾土既陷，胃土必逆。"若脾气受损，气机升降失常，糟粕浊阴不得出下窍，则致胃气上逆。

本案患者长期劳累伤肾，饮食不规律，脾气受损，脾肾阳虚，中焦虚衰，气郁中焦，木郁不达则津液无以疏泄而凝聚，脾阳不足则运化无力而郁滞中焦，阴不潜阳，胃失和降，胃气上逆，故反酸、嗳气、胸骨后烧灼感；脾失健运，化生湿浊，困遏脘腹，故见胃脘部冷痛、大便偏烂；脾肾阳虚，不能与阴争，入夜阳气难入于阴，故眠差，舌体淡胖、舌苔白腻微黄、脉细滑为脾肾阳虚之象。

方中附子辛、甘，大热，归心、肾、脾经，回阳救逆，散寒止痛，为补肾中元阳之要药，重在补；桂枝辛、甘，温，入肺、心、膀胱经，温通经脉，通阳化气利水，重在通；干姜辛，热，归脾、胃、心、肺经，温中回阳，温肺化饮，守而不走。这三味药一补一通一守，则阴去阳生，共为君药。炒白术苦、甘、温,健脾益气,燥湿利水;炒白芍苦、酸,微寒,养血柔肝止痛;茯苓甘、淡、平,利水渗湿、健脾补中、宁心安神;砂仁辛,温,化湿开胃,温脾止泻:白术益脾气助脾阳以运之,白芍养肝血敛肝阴以藏之,一阳一阴,刚柔相济,具有柔肝安脾之功,和砂仁、茯苓共奏振奋脾阳之功。此四味共为臣药。黄连清热燥湿、降逆止呕;吴茱萸暖肝下气,燥湿止痛;紫苏梗宽中理气止痛;乌贼骨制酸止痛;酸枣仁补肝宁心;大枣、炙甘草补脾益气,养血安神,缓急止痛:共奏温补脾肾,理气化湿,养心安神之功效。此七味共为佐使药。二诊患者仍腹胀、纳差,为脾虚运化乏力,加陈皮理气健脾,焦山楂、六神曲消积导滞,脾胃功能恢复正常则腹胀消失,纳食正常。三诊患者胃脘部冷痛,睡眠欠佳,脾肾阳气仍然虚弱,加小茴香温中止痛,首乌藤、石菖蒲养心安神。

　　本方配伍特点:① 脾肾肺同补,三焦兼顾。附子为壮肾中元阳之要药,重在补;干姜温中散寒,温肺化饮,守而不走;桂枝通阳化气,重在通,一补一通一守,则阴去阳生,阴阳和调。② 刚柔相济,柔肝安脾。白术、紫苏梗、砂仁、大枣、甘草补脾气助脾阳以运之,白芍、酸枣仁养肝血敛肝阴以藏之,一阳一阴,刚柔相济,具有柔肝安脾之功。③ 阳中求阴,补气活血 阳虚寒凝易致气血不行,血脉瘀滞,重用附子、干姜、桂枝、砂仁、吴茱萸温补益脾肾,少佐黄连、乌贼骨苦咸燥湿制酸之品。全方诸药配伍,补而不滞,散而不走,寒温共用,阴阳和调,诸症自除。

二、肠易激综合征
医案八则

李镇　梁妮妮　冷子妍

医案一

陈某,男,34 岁,2021 年 4 月 18 日初诊。

主诉:大便不成形 1 月余。症见大便日行 3～4 次,质稀呈水样,伴下腹部坠胀感,矢气频多,有便后不尽感,咽部异物感,平素汗多,舌红,苔微黄腻,脉细。

诊断:肠易激综合征(泄泻)。证属脾虚气滞,湿热中阻。

治则:温中行气益脾,清热化湿止泻。

方药:自拟方参仙汤加减:葛根 30 g、党参 12 g、炒白术 12 g、茯苓 12 g、黄芩 12 g、黄连 10 g、仙鹤草 15 g、砂仁 5 g、肉豆蔻 10 g、木香 10 g、槟榔 10 g、陈皮 10 g、乌药 10 g、炒白芍 15 g、泽漆 10 g、女贞子 12 g。共 14 剂,日一剂,水煎,早晚温服。

二诊:患者大便次数较前减少,日行 2～3 次,下腹坠胀感减轻,矢气减少,咽部仍有不适,舌胖红,苔白微腻,脉弦细。上方去黄芩、木香、乌药,炒白术改为 30 g,加炒枳壳 10 g、升麻 10 g、黄芪 15 g。共 14 剂,日一剂,水煎,早晚温服。

三诊:患者大便日行 1～2 次,时呈稀水样,矢气较多,情绪较为焦虑,舌淡红,苔薄黄,脉弦。上方炒白术改为 15 g,仙鹤草改为 30 g,黄芪改为 30 g,加石榴皮 15 g、马齿苋 15 g、郁金 12 g。三诊之后随访患者诸症均解。

【按语】　本案患者病情现代医学诊断为"肠易激综合征"，根据患者的临床表现，中医诊断为"泄泻病"，四诊合参，辨为脾虚气滞、湿热中阻之证。患者素体脾胃虚弱，加之饮食不节，因此脾气益损，脾失健运，水谷难化，水聚成湿，日久化热，湿热相合，困阻脾胃，脾胃升降失司，清气与浊阴不分，混杂而下，故出现水样便；气虚则气运难行，肠道气机不畅，则矢气多，有便后不尽感；脾气当升不升，则气机下陷，出现下腹部坠胀感；水谷精微不得上归于肺，从而母病及子土不生金，致肺气虚，肺合于皮毛主卫外，肺气虚则卫外不固，出现自汗；脾虚湿蕴，肺气不利，则痰从中生，中焦气机郁滞，痰气交阻则咽部异物感。故本病以脾虚为本，湿热气滞为标，虚实夹杂。

李中梓云："气属于阳，性本上升。"《脾胃论》云："阳精所降，谓脾胃不和，谷气下流。"即脏腑元气不足，或外邪乘袭脾胃，清阳难升，浊阴难降，脾气下陷，运化功能失调，则水谷不化，混杂而下。《道德经》云"下者举之"，李东垣也善用升提法治疗气机下陷之证，创制了升阳益胃汤，其组成可看作六君子汤合痛泻要方加补中益气之黄芪，风药羌活、独活、柴胡和清热利湿之黄连、泽泻等，诸多风药"以滋肝胆之用，是令阳气生"。因此对于气机下陷的慢性泄泻而言，其治疗应以健中为本，以益气升阳为法。恢复脾气的健运之能，则清者自升，浊者自降，不升阳而阳自升，泄泻自止。

本方以参仙汤加减。方中葛根、黄芩、黄连三者取自葛根芩连汤，葛根芩连汤出自《伤寒论》，治疗太阳病桂枝证误下，表证未解，邪热入里，利下不止，脉促者，葛根主"身大热"，"止痛"，亦可解毒，黄芩、黄连主"痢"，亦可坚阴，三者可清热利湿止泻痢。党参、炒白术、茯苓有四君子汤之义，其中药性皆甘温，党参补五脏的元气，白术补五脏的母气，茯苓祛五脏之浊气而致五脏之清气，补益中气之功甚著。湿邪最易困脾，湿邪不去，脾气难复，故除用黄芩、黄连清热燥湿外，另用仙鹤草清利湿热，砂仁、肉豆蔻温化湿邪，且肉豆蔻还有涩肠之功。中焦气机郁滞，以木香、槟榔行气化滞，陈皮理气健脾，乌药温中行气。患者咽部不适,佐以泽漆化痰利咽;泄泻日久,病及肝肾,予炒白芍敛阴柔肝,女贞子滋补肝肾。二诊时患者病情好转,湿热减轻,去黄芩;仍有气陷之象,加用黄芪、升麻益气升阳,木香换为枳壳,加强升提之功;脾虚仍存,脾运不健,以大剂量白术健运脾气,补而不滞,润而不腻,使补脾而不碍脾;寒象不显,故去辛温之乌药。三诊时患者病情改善,但脾运未复,夹有肝郁,重用黄芪升中焦阳气,补益中气,助力中焦气机之升降;重用仙鹤草,加用石榴皮、马齿苋,与肉豆蔻配伍,加强酸涩收敛之力止泻;患者情志不舒,予郁金疏肝行气解郁;白术质润有滑肠之弊,减少用量。三诊之后,诸症缓解。

肠易激综合征发病基础在于脾胃虚弱,中焦阳气不足,运化无力,易出现气机升降不利而气陷于下之证,孙教授在方中一方面大剂量应用黄芪、党参等益气升阳之品,大建中焦阳气,使气旺而充足;另一方面配伍葛根、防风、升麻等疏散升阳之品,既能疏散肝木郁气,鼓舞脾胃清阳,又可辛散外邪水湿,疏通表里上下,则清浊可分,泻下自止。其中黄芪一味,为治疗气虚证之要药,能补肺气,固表止汗,还能补益脾气,升阳止泻,利尿消肿,与柴胡、升麻配伍,有"陷者举之"之力,尤为适合脾虚湿困之气陷证。

医案二

迟某,女,51岁。因大便次数增多1年余前来就诊。曾查肠镜结果显示为慢性结肠炎。刻下:大便次数增多,日行3~4次,欠成形,夹带黏液,伴轻度腹痛,便后痛减,肠鸣,无呕吐便血,无恶寒发热,时有精力不足之感,食纳一般,夜寐欠佳,睡中多梦,小便正常。舌质淡胖,苔薄白,脉细弱。

诊断:腹泻型肠易激综合征。证属泄泻之脾虚湿蕴证。

治则:健脾益气,化湿止泻。

方药:党参12 g,麸炒白芍15 g,麸炒白术15 g,茯苓15 g,黄连6 g,仙鹤草30 g,醋北柴胡10 g,当归12 g,粉葛根30 g,陈皮10 g,木香 10 g,广藿香 10 g,苦参 6 g,炒酸枣仁 30 g,合欢皮 12 g,蜜炙甘草 5 g。14 剂,水煎,早晚温服。

二诊:患者服药后大便次数减少,日行 1 次,尚能成形,仍有腹痛,肠鸣减轻,有乏力感,纳食一般,夜寐欠佳,小便正常。舌质红,苔黄腻,脉弦滑。前方麸炒白芍改为 20 g,加用徐长卿 15 g。共 14 剂,水煎,早晚温服。

三诊:患者诸症缓解,大便日行 1 次,尚能成形,黏腻欠通畅,无腹痛,无肠鸣,纳食一般,夜寐欠佳,小便正常。舌质红,苔黄腻。以二诊方去醋北柴胡、当归、苦参,加酒黄芩 12 g、姜厚朴 12 g、麸炒苍术 12 g、槟榔 10 g、磁石 30 g。共 14 剂,水煎,早晚温服。

四诊:患者大便成形,排便不畅,每日一行,腹胀不显,纳食一般,夜寐转佳,小便正常。舌胖红,苔黄腻,脉细。以三诊方加乌药 10 g。共 14 剂,水煎,早晚温服。后微信群回访,患者已瘥,生活如常。

【按语】 此证在中医属泄泻,现代医学属"腹泻型肠易激综合征"。孙师认为,脾胃虚弱为此证之本,脾主运化,脾气虚弱,脾的运化功能失司,以致腹泻。而湿邪则为病理产物之一。薛生白曰:"若湿热之证,不挟内伤,中气实者,其病必微。或有先因于湿,再因饥劳而病者,亦属内伤挟湿,标本同病。然劳倦伤脾为不足,湿饮停聚为有余……"指出正是因为脾肾虚弱的病理基础存在,湿热之邪才得以致病。《内经》曰"胃不和则卧不安",因此患者腹泻同时症见寐差。患者无呕吐,无恶寒发热,可见腹泻非因表邪引起,初诊舌淡胖,苔薄白,脉细弱,是脾胃虚弱之象。脾与胃相表里,脾胃主气机之升降,脾胃不和,气机升降不畅,不通则痛,故兼有腹痛伴肠鸣辘辘,便后得解。

《内经·素问·经脉别论》言:"饮入于胃……脾气散精,上归于肺,通调水道,下输膀胱",体现了脾主运化的功能。脾主运化包括运化水液,脾将水液运化吸收,上输于肺,经过宣发肃降排出体外,或下输于膀胱化为尿液排出。"水唯畏土",若脾气亏虚,则脾的运化功能失常,水液吸收和代谢发生障碍则导致水湿困于中焦,清气不升浊气不降,出现头目眩晕、脘腹胀痛和泄泻等症。《临证指南医案》载:"太阴湿土,得阳始运。"脾为阴土,湿为阴邪,脾喜燥恶湿,对湿邪有特殊易感,同气相求,湿邪最易滞脾壅土。水湿得阳气温化,若脾阳气虚,加之湿邪停聚日久阻遏阳气,甚至导致肾阳虚衰则加重水湿停聚,发为腹痛、泄泻。

本案患者便后痛减,夹挟黏液,表明脾失运化,水液代谢失调,体内水湿泛滥,下移至大肠,泄泻不断。结合患者初诊时的舌、脉象进行辨证分析,孙师认为患者为脾胃气虚证兼有湿邪,故治疗上应以健脾益气化湿为主,方解分析:党参、茯苓健脾利湿、麸炒白术止泻健脾,炒白芍敛阴缓急,粉葛根升阳止泻,黄连、苦参清热利湿,仙鹤草补虚收敛,陈皮燥湿健脾,湿邪黏滞,不易祛除,易阻滞气机,故用合欢皮、木香行气止痛,北柴胡、当归行气活血,主气血运行,广藿香化湿开胃,炒酸枣仁安神养血。全方重在益气健脾,化湿止痛。

二诊时患者症状较前有明显的改善,表明上方治疗有效,辨证准确,可见孙教授用方之精妙。孙教授根据患者每次就诊时的症状,总以上方为基础进行方药加减、辨证论治。三诊时,孙教授观其舌、脉象变化较大,虽然患者表达其症状较前有明显改善,但是孙教授认为治病不能只看表面,更应注重机体内在实质。患者舌、脉之变化,为病情转变、治疗方案变化之参考,尤其重要,孙教授观其舌、脉有湿化热之征象,故孙教授治疗上加大行气、清热、化湿的方药,清热同时兼顾滋阴,保护营阴不受损,治病思想全面。

医案三

雷某,男,27岁。因大便次数增多2月余前来就诊。患者大便稀溏,每日3~4次,伴下腹痛时作,痛时排便急迫,有排便不尽感,便后痛减,无黏液脓血,腹胀,平素压力大,时感乏力,肠鸣亢进,无口干口苦,小便正常,纳食减少,寐可。舌淡胖,边有齿痕,苔白,脉滑。

诊断:腹泻型肠易激综合征。证属泄泻之脾虚湿盛。

治则：健脾利湿止泻。

方药：党参 15 g，炒白术 12 g，炒白芍 15 g，茯苓 30 g，生黄芪 15 g，生地黄 12 g，姜厚朴 15 g，生石膏 30 g，陈皮 10 g，木香 10 g，仙鹤草 30 g，黄连 6 g，葛根 15 g，酒黄芩 12 g，砂仁 6 g（后下），广藿香 12 g，槟榔 10 g。共 14 剂，水煎，早晚温服。

二诊：患者大便仍稀溏，排便急迫感、排便不尽感不显，大便次数较前较少，腹痛缓解，小便正常，纳寐可。舌淡胖，苔白，脉滑。前方去酒黄芩、加牡丹皮 12 g。共 14 剂，水煎，早晚分服，嘱 2 周后复诊。

三诊：二诊后 1 月患者前来复诊，期间曾抄方自服上方 14 剂，目前大便质软欠成形，每日 1～2 次，无腹痛腹胀，乏力感缓解，小便正常，纳寐可。舌淡胖，苔略黄，脉滑。在二诊方基础上将牡丹皮改为 15 g。共 14 剂，水煎，早晚温服。

后微信群回访，患者诉无特殊不适。

【按语】 本病属中医泄泻之脾虚湿盛证，西医诊断为腹泻型肠易激综合征。《内经》认为一般湿证，病机大多与脾有关。"脾气散精，上归于肺……水精四布，五经并行"，已描述了脾气散精，帮助水液代谢的过程。若脾虚导致运化无权，升清无力，无法将津液精微输送到脏腑经脉，则反而结聚致病。《内经·素问·阴阳应象大论》中说"湿胜则濡泻"，即指湿邪困顿于脾，脾失健运致泻。临床以健脾化湿法治疗。《医学从众录》言："泄泻之症有五，而总不离于湿。初起只平胃散加猪苓、泽泻治之，他方皆不逮也。又有五更天将明时，必洞泻一二次，名曰脾肾泄，难治。盖以肾旺于亥子，今肾大虚，闭藏失职，故五更之时而特甚也。亦谓之脾者，以泄泻之时，一定不移，五行之土，犹五常之信也，四神丸加味主之。大抵初泻与泻之未甚，宜利水，次补脾；久泻大泻，宜补肾，以胃关煎、八味丸之类为主，兼服补中益气汤，以升其下陷之气。盖以肾为胃关，二便开合，皆肾所主也。"胃之降浊的功能有赖于脾气升清功能的正常进行，如果脾病而清气不升，就会影响及胃，而导致胃气不降或胃气上逆的病变。"腹胀经溲不利"就是由脾气不升、胃气不降所致。

选用孙师经验方参葛健脾汤加减。患者因脾胃虚弱致脾气不能升发，水谷运化障碍，导致清浊不分，故大便溏泄，腹胀，饮食减少。方中党参、白术、茯苓健脾兼渗湿止泻，木香、陈皮、砂仁、槟榔理气和胃，仙鹤草涩肠止泻，葛根升举阳气，酒黄芩、黄连为治疗泄痢名方，白芍缓急止痛。《临证指南医案》言："太阴湿土，得阳始运，阳明燥土，得阴自安"，因此在补益脾胃时还应注重调理脾胃阴阳，以甘温之药助脾土运化，以甘凉之品助胃阴濡润。孙师于方中使用大剂量黄芪，大补中气，建中焦之气，使气血运行充足，且其性温，可燥化中焦水湿，健运脾气，然黄芪也易化燥伤阴，临床应用时须明辨病机，可配伍药性甘凉濡润之品佐制其温燥之性。

二诊、三诊时考虑患者湿邪久滞，易生热邪，孙师只将方中的清热药物加以改动，患者服药后诸症渐缓，不适症状明显改善直至消失，说明治疗此症思路准确。孙教授临床治疗脾虚湿盛之腹泻型肠易激综合征病人以运脾补虚为主，辅以祛湿，并根据不同证候，分别施以益气健脾升提，温肾健脾，抑肝扶脾之法，久泻者不可分利太过，以防耗其津气，久泻不止者，少佐固涩。清热不过用苦寒，以免损伤脾阳；补虚不可纯用甘温，以免助湿。

医案四

索某，男，36岁，2022年4月2日初诊。

主诉：腹泻反复发作3年余。每进食油腻或生冷食物后腹泻即作，大便溏薄夹杂不消化食物，日行2～3次，伴腹痛肠鸣阵作，平素怕冷，倦怠嗜睡，舌体胖大，苔白厚腻，脉沉细。既往有"脂肪肝"病史。肠镜结果显示：慢性结肠炎，结肠憩室。

诊断：肠易激综合征（泄泻）。证属脾胃虚弱，寒湿内蕴。

治则：温补脾胃，散寒化湿。

方药：自拟方参仙汤、参苓白术散加减：黄芪20 g，党参12 g，炒白术15 g,茯苓15 g,黄连6 g,仙鹤草30 g,广藿香10 g,砂仁6 g,薏苡仁15 g,肉豆蔻10 g,石榴皮15 g,炒白芍15 g,葛根15 g,干姜6 g,陈皮10 g,槟榔10 g。共14剂,日一剂,水煎,早晚温服。

二诊:患者大便较前成形,仍进食生冷油腻后大便次数增加,日行2次,腹痛缓解,偶有肠鸣,时觉怕冷,苔白微腻,边有齿痕,脉弦细。上方去黄芪,茯苓改为30 g,黄连改为10 g,广藿香改为15 g,薏苡仁改为30 g,干姜改为10 g,加苍术15 g、防风10 g。共14剂,日一剂,水煎,早晚温服。

三诊:患者大便质软成形,日行1~2次,伴排便不畅感,时有疲劳感,余症不显,舌红,边有齿痕,苔薄黄,脉弦。上方去防风,党参改为15 g,加黄芪15 g、马齿苋30 g、桔梗12 g。三诊之后随访患者诸症均解。

【按语】 本案病情属现代医学"腹泻型肠易激综合征(IBS-D)"范畴,中医上当辨病为泄泻病,辨证为本虚标实,本为脾胃虚弱,标为寒湿内蕴。孙师认为IBS的发病以脾虚为本,《景岳全书·泄泻》中曰:"脾强者滞去即愈……脾虚者因虚所以易泻,因泻所以愈虚。"导致脾虚通常有以下四方面因素:① 饮食不节,或暴饮暴食,或嗜食肥甘厚味;② 生活节奏快,工作压力大,致思虑劳累过度;③ 曾有泄泻或痢疾病史;④ 素体脾胃虚弱。脾虚不能运化食物及水液,小肠无以分清泌浊,大肠传导失司,清浊混杂而下,出现泄泻。本病发病初期脾虚不甚,进食后可出现腹痛、腹泻;若脾虚进一步加重,水液不化,聚而为湿,湿浊中阻,可出现身体困重、倦怠、口干等症;湿为阴邪,亦可损伤人体阳气,故湿可寒化为寒湿,寒从中生,出现畏寒肢冷等症。因此,本案以脾虚为发病基础、寒湿为病理因素。

李中梓运用九法治疗泄泻,即"淡渗、清凉、升提、甘缓、酸收、疏利、温肾、燥脾、固涩"。脾虚者当治以燥脾之法,其中既包含培土之用,又蕴藏燥湿之义,二者不可截然分开。用燥脾法治疗脾虚湿蕴之证,即临证多选用参苓白术散或六君子汤化裁,配伍多种健脾的药物,正如李中梓所言"土德无惭,水邪不滥"。脾虚为发病基础,当以健运脾气为治本大法,但并非单纯应用大剂量补益之品,否则易过于滋腻致中焦之气滞而不行。《临证指南医案》言"太阴湿土,得阳始运,阳明燥土,得阴自安",在补益脾胃时还应注重调理脾胃阴阳,以甘温之药助脾土运化,以甘凉之品助胃阴濡润。对于湿邪内蕴者当治以淡渗之法,《内经》云:"治湿不利小便,非其治也",淡渗之品有渗利之性,可因势利导,令湿邪从小便而出,使邪有出路,畅达中焦气机,同时清浊分别,大便已实,蕴含"其下者,引而竭之"之意。

本方以参仙汤、参苓白术散加减。方中以黄芪、党参为君药,黄芪味甘微温,为补益中气之要药,其性主升,可升中焦阳气,可补脾升清而止泻,党参性平味甘,主益气健脾,《本草正义》言其可"鼓舞清阳,振动中气而无刚燥之弊",两者相合补脾之力强而可治脾虚之本。臣以炒白术、茯苓健运脾气,加强君药补益中气之功;湿阻中焦,乃以黄连苦燥之性清热燥湿,兼以厚肠坚阴止泻,仙鹤草清热利湿,藿香、砂仁芳香醒脾化湿,薏苡仁淡渗湿邪,多种祛湿方法配合使用,使湿邪化而不伤阴;泄泻较重,以肉豆蔻、石榴皮收涩止泻,恢复脾肾的统摄之权。时有肠鸣腹痛,佐以白芍柔肝缓急、葛根解痉止痛,葛根又可助黄芪升发清阳。正如李中梓所言"积虚者必挟寒,脾虚者必补肾",患者有寒湿,加入少量干姜温阳散寒。二诊患者泄泻好转,但湿邪未完全祛除,故去黄芪减轻升阳之力,加重茯苓、黄连、广藿香、薏苡仁剂量以增强化湿之力,寒象仍存,加重干姜剂量温化寒湿,此外加用苍术增强燥湿健脾之功,防风助脾行气升阳,荡涤肠风。三诊时患者出现排便不畅,为气虚不运所致,故去防风,改用黄芪并加重党参用量,增强益气之功,并加入桔梗,配砂仁以调畅气机,还可升提肺气,通调水道,使中焦气旺而通畅。患者舌苔有化热之象,加马齿苋清热利湿,防全方过于温燥。

本病病程较长,患者若出现大便时溏时泄,饮食稍寒凉,则大便次数偏多,或夹有水谷不化,纳食欠香,平素多有胃脘部胀闷不舒,肢体倦怠乏力。孙志广教授指出这是脾胃虚弱兼有寒湿的现象，常以参苓白术散作为主方，坚持补脾与化湿两大基本治则不变，兼顾升阳、止泻、行气、散寒等法。但补脾并非单纯应用大剂量补益之品，易过于滋腻致中焦之气滞而不行，《临证指南医案》言"太阴湿土，得阳始运，阳明燥土，得阴自安"，因此在补益脾胃时还应注重调理脾胃阴阳，以甘温之药助脾土运化，以甘凉之品助胃阴濡润。

医案五

汤某，男，50岁，2022年4月12日初诊。

主诉：腹痛间作3年余。腹痛以中下腹为主，进食生冷后、凌晨3～4点痛则尤甚，便后痛减，大便日行2～5次，基本成形，偶有稀溏，未见黏液，偶有便血、鲜血便，无黑便，矢气频多，纳可寐安。舌红，苔黄腻，脉滑数。

诊断：肠易激综合征。证属腹痛之脾虚湿热证。

治则：清热利湿止泻，健脾理气止痛。

方药：党参12 g，炒白术12 g，炒白芍20 g，茯苓30 g，黄芩12 g，黄连6 g，仙鹤草30 g，葛根30 g，砂仁6 g，肉豆蔻10 g，苦参6 g，延胡索30 g，陈皮10 g，槟榔10 g，石榴皮15 g，炙甘草5 g。共14剂，水煎，早晚温服。

二诊：患者服药后腹痛症状较前稍有减轻，现以左下腹疼痛为主，大便次数仍多，日行3～4次，纳寐尚可，小便尚调，舌红，苔黄腻，脉弦滑。予在上方基础上进行方药加减：去炒白术、黄连、肉豆蔻，苦参改10 g，加炒苍术10 g、厚朴10 g、柴胡10 g、川芎15 g、干姜6 g、牡丹皮12 g、防风10 g。共14剂，水煎，早晚温服。

三诊：患者症状较前明显减轻，偶有腹痛，矢气频，舌苔薄黄，脉弦滑，纳寐尚可，二便尚调。在二诊方基础上进行方药加减：去厚朴、柴胡、川芎、牡丹皮、防风，加黄连6 g，桂枝10 g，乌梅15 g，细辛3 g，木香10 g。共14剂汤药，继续巩固治疗。

1个月后电话回访,患者已瘥,生活如常。

【按语】 肠易激综合征在中医属于"腹痛、泄泻、便秘"等范畴,中医治疗泄泻会根据疾病的症状,采取相应的辨证论治,三因制宜。脾胃虚弱与本病病机息息相关。"诸湿肿满,皆属于脾。"《内经》认为一般湿证浮肿胀满,病机大都与脾有关。"脾气散精,上归于肺……水精四布,五经并行",已描述了脾气散精,帮助水液代谢的过程。若脾虚导致运化无权,升清无力,无法将津液精微输送到脏腑经脉,则反而结聚致病。《素问·阴阳应象大论》中"湿胜则濡泻",即指湿邪困顿于脾,脾失健运致泻。临床以健脾化湿法治疗。东汉张仲景继承了《内经》重视脾胃的基本理论,在治疗疾病时,无论外感、内伤,均时刻顾护胃气,主张扶正祛邪当健脾胃,峻攻之时忌伤脾胃,病后调理宜养脾胃。《伤寒论》许多方药中都用姜、枣、粳米等,并嘱啜热粥助药,即取意于此,顾护脾胃的思想贯穿于《伤寒论》辨证施治的始终。

孙师在本病的治疗上多以清热利湿、益气健脾为主。患者初诊时腹痛、泄泻症状明显,孙师认为其体内必有"湿热之邪",湿邪本为阴邪,黏腻不易祛除,再与气机阻滞相结合,则病邪交加,祛邪之路更为艰难。结合患者舌苔黄腻、脉滑数,可见患者是由脾虚导致的湿邪泛滥,向下引发大肠失调,引起泄泻,向上引发气机阻滞,气机不畅,不通则痛,导致腹痛。孙师另从舌、脉上察知患者体内有湿积化热之征象,故在利湿健脾止泻的基础上,加用清热泻火之药物,本意为祛除湿热之邪,恢复患者脾胃运化功能。

孙师从治未病角度考虑,要先安机体未受邪之地,又要对已病防变,可见孙师将整体观念与辨证论治思想完美地融合在治病之中。本案选方治疗上以健脾理气、清热化湿为主,方药具体分析:党参益气健脾,炒白术健脾止泻,陈皮行气健脾,茯苓渗湿健脾,黄芩、黄连、苦参清热燥湿,仙鹤草补虚收敛,葛根升阳止泻,砂仁温中行气,肉豆蔻、石榴皮涩肠止泻,延胡索行气止痛,炒白芍敛阴和胃,槟榔行气利水,炙甘草益气健脾兼调和诸药。全方重在清热化湿、健脾益气、涩肠止泻。

二诊时患者腹痛较前有所减轻,但大便次数仍多,孙师脉诊时发现其脉象由滑数转弦滑,有湿热化滞、郁之征象,故在治疗上加用活血行气之药物,患者舌苔变化不大,仍有黄腻,故在治疗上予以加量使用清热利湿之药物,兼顾理气健脾。

三诊时患者腹痛较前减轻,大便次数基本恢复正常,症状基本自消,证实上方治疗有明显疗效。孙教授认为患者前期清热药物的用量较多,有耗损机体正气,易被邪气侵袭,故在后期治疗上兼顾正气,温阳益气,故治疗上以行气温阳、清热利湿、涩肠止泻为中心进行方药加减。

医案六

田某,男,24岁,2022年4月25日初诊。

主诉:因"腹痛伴大便不成形3月余,加重两周"前来就诊。患者现腹痛隐隐,尤以左下腹为主,精神紧张时腹痛加剧,大便质稀不成形,每日3~4次,便后得解,无夹杂黏液脓血,肠鸣亢进,矢气频多,无反酸嗳气,纳食尚可,夜寐安,小便正常。查全腹部CT未见特殊异常。舌淡胖,苔白腻,脉弦。

诊断:腹泻型肠易激综合征。证属泄泻之肝郁脾虚证。

治则:疏肝健脾,行气止痛。

方药:党参12 g,炒白术12 g,炒白芍15 g,茯苓30 g,酒黄芩12 g,黄连6 g,仙鹤草30 g,葛根15 g,砂仁6 g^(后下),陈皮10 g,薏苡仁15 g,女贞子12 g,金银花12 g,牡丹皮12 g,槟榔10 g,柴胡12 g,合欢皮12 g,石榴皮15 g。共4剂,水煎,早晚温服。

二诊:患者服药后肠鸣及矢气减少,偶有左下腹疼痛,大便仍不成形,时有精力不足之感,纳寐可。舌淡胖,苔腻略黄,脉滑。加生黄芪15 g,徐长卿15 g。共14剂,水煎,早晚温服。

三诊:患者现腹痛不显,大便质软欠成形,每日2~3次,无肠鸣亢进,纳食可,夜寐安,小便正常。舌淡胖,苔白略腻,脉滑。于二诊方基础上去金银花、徐长卿,加广藿香12 g。共14剂,继续巩固治疗。1个月后微信群回访,诸症均解。

【按语】 肠易激综合征属中医"泄泻""腹痛"等范畴,病位虽在大肠,但此证肝郁脾虚是病机关键,中土虚弱和木气失疏是其发病的重要环节。肝属木,脾属土,五行中两者本互为制约,共同协调疏运,一旦肝脾失于调和,或土虚木乘,或木旺乘土,或土盛侮木,或土虚木侮,皆会导致肝气疏泄失职、脾胃升降紊乱,从而出现腹部不适,甚至腹胀、腹痛,以及泄泻等症状。

正如张锡纯《医学衷中参西录》云:"人多谓肝木过盛可以克伤脾土……不知肝木过弱不能疏通脾土。"肝气郁结日久,或肝失濡养均可致肝疏泄不及,木不疏土,脾土失运,升清不利,水谷不化,而见纳呆便溏。《内经·素问·玉机真藏(脏)论》云:"五脏受气于其所生,传之于其所胜……肝受气于心,传之于脾。"故当郁怒伤肝,肝气太旺,气机乘犯脾土,致肝强而脾弱,气机升降不利,水液代谢失常,水谷混杂糟粕而下。叶桂谓之"肝病必犯土,是侮其所胜也"。《内经·素问·气交变大论》云:"岁土不及,风乃大行,化气不令,草木茂荣,飘扬而甚……民病飧泄霍乱。"肝气本不亢盛,但由于脾胃不足,脾亦可受肝气乘犯,故使虚者更虚,则见"土虚木乘"。

此证在中医属泄泻。患者初诊时无呕吐、无恶寒发热,可见腹泻非因表邪引起,而舌淡胖,苔白腻,脉弦,可见病因病机为肝郁脾虚。脾主运化,脾气虚弱,脾的运化功能失司,以致腹泻。脾与胃相表里,脾胃主气机之升降,脾胃不和,气机升降不畅,不通则痛,故兼有腹痛伴肠鸣辘辘,便后得解。此证首要为补气健脾,孙教授以肠易激综合征效方——参仙汤加减,以健脾补气,白芍兼有止痛之功,以缓急腹痛。葛根、黄连同用,方取葛根芩连汤之义。脾气主升,葛根能够升脾胃清阳之气以治下利,金银花、牡丹皮、黄连清热燥湿,黄连能厚肠止利。因兼有肠鸣亢进,故以陈皮理气。现代研究亦表明腹泻型肠易激综合征与情志相关,故方用柴胡、合欢皮以疏肝理气,调节情志。仙鹤草为治疗湿痢要药,仙鹤草又兼不虚之功,可助后天脾气,在现代药理中亦有止痛作用。服药后患者腹痛缓解,舌苔略黄,可见内有湿热,故在原方基础上佐以徐长卿清热化湿,针对患者精力不足之感,以黄芪补气。三诊时,患者腹痛不显,大便次数减少,大便质软,仍欠成形,予去金银花、徐长卿,加广藿香。自服1个月效果显著。

医案七

王某某,男,29岁,2021年6月27日初诊。

主诉:大便稀溏反复发作4年余。症见大便日行3~4次,质溏不成形,伴排便不尽感,肠鸣有声,脘腹胀满,畏寒肢冷,神疲乏力,夜寐欠安,眠浅易醒,舌淡胖,苔薄白,脉沉微细。既往有"过敏性鼻炎、鼻窦炎、幽门螺杆菌感染"病史。肠镜结果显示:慢性结肠炎。

诊断:肠易激综合征(泄泻)。证属脾虚失运,肾阳不足。

治则:调补脾肾,温中行气,佐以安神。

方药:自拟方参仙汤、附子理中汤加减:黄芪30 g,葛根30 g,党参12 g,炒白术15 g,茯苓12 g,黄连6 g,仙鹤草30 g,砂仁5 g,肉豆蔻10 g,石榴皮15 g,炒白芍30 g,陈皮10 g,槟榔10 g,桂枝10 g,制附子6 g,干姜10 g,巴戟天12 g,淫羊藿15 g,炒酸枣仁30 g,合欢皮12 g,柴胡10 g,当归12 g。共14剂,日一剂,水煎,早晚温服。

二诊:患者大便次数较前减少,日行2~3次,仍有排便不尽感,时有肠鸣腹胀,近来鼻窦炎发作,鼻塞较重,畏寒,睡眠欠佳,舌淡苔薄白,脉沉。上方加细辛6 g,以散寒通窍。共14剂,日一剂,水煎,早晚温服。

三诊:患者大便基本成形,日行1~2次,仍偶有排便不尽感,伴腹胀,间有疲劳乏力、睡眠不安症状,舌淡苔白,脉弦细。上方去槟榔、合欢皮、柴胡、当归,党参改为15 g,葛根改为15 g,桂枝改为12 g,加远志12 g、木香10 g。三诊之后随访,患者诸症均解。

【按语】 本案当属中医泄泻病范畴,现代医学属"腹泻型肠易激综合征"。《景岳全书》认为"泄泻之本,无不由于脾胃",因此本病发病以脾虚为本。患者先天禀赋不足,体弱易感,或泄泻日久损及肾脏,肾阳不足,不能上行温煦脾阳,导致脾土受损,运化失职,水反为湿,谷反为滞,清气与浊阴混杂,迫于大肠,则发为泄泻。脾为太阴湿土,湿乃脾胃之气,若脾胃虚弱,运化不行,饮食水谷不循常道,而成痰饮水湿,壅滞中州,则脘腹胀满;饮停胃肠,则肠鸣有声;气机不畅,则有排便不尽感。脾肾阳虚,阳不足则寒内生,故畏寒。脾虚则气血生化乏源,脏腑经络及四肢肌肉失于滋养,则神疲乏力。

《景岳全书·泄泻·论证》曰:"脾弱者,因虚所以易泻,因泻所以愈虚……阳衰则寒从中生,固不必外受风寒而始谓之寒也。且阴寒性降,下必及肾,故泻多必亡阴,谓亡其阴中之阳耳。"脾胃虚弱之人,脾气不能升清,正气随饮食水谷下泄,泻愈频,气愈弱,阳气更加衰弱,阳衰则寒气生,阴寒性沉降,下伤及肾矣,泄泻导致阴液耗损,为真阴不足之证。泄泻包括肾泄、脾泄。肾泄,即前所谓真阴不足也。《内经·素问·水热穴论》载:"肾者,胃之关也。"肾主水,在人体水液的输布中发挥着重要作用,肾阳不足,命门火衰,则命门之火的气化功能失司而出现泄泻之病症。张介宾认为:"泄泻之病,多见小水不利,水谷分则泻自止,故曰:治泻不利小水,非其治也。"然肾泄病位在于下焦,不可用分利的方法来治疗。"新泻者可治标,久泻者不可治标,且久泻无火,多因脾肾之虚寒也",久泻之病实为脾肾同病,治当温阳补肾,益火之源,以消阴翳,使阳旺泻止,此为治本之法,因此他创制了一阴丹、九阴丹、复阳丹等。

本方以参仙汤、附子理中汤加减,方中以黄芪、葛根为君药。黄芪为"补药之长",能大补中焦元气,亦能升中焦阳气,补脾气而升脾阳,助中焦气运如常;葛根味甘辛,可鼓动脾胃清阳,清阳升而浊阴降,清浊分而泻痢止。二者相合补脾与运脾兼顾,补虚与止泻同治,标本兼顾。臣以党参、炒白术、茯苓健脾益气,为四君子汤常用组合,以增强黄芪益气之力。黄连味苦能止泄、能湿燥,还能坚阴,小剂量黄连可燥化中焦湿邪,还可协葛根厚肠胃以止痢,且与大量甘温之芪、参配伍,无苦寒伤中之弊;茯苓亦能渗利湿邪,与仙鹤草清热化湿、砂仁温中化湿,三者配伍则中焦湿邪可化。患者泄泻日久,根本已虚,当用肉豆蔻、石榴皮行收涩之功,以速断其滑脱之势,防正气愈伤。佐以大剂量炒白芍敛阴和营,陈皮、槟榔理气健脾,正如刘完素所言"行血则便脓自愈,调气则后重自除",调气和血则大便通畅,除便不尽感;脾阳与肾阳皆不足,以制附子、干姜、桂枝补火助阳,加以巴戟天、淫羊藿为补肾助阳之常用药对;夜寐不安,则以大剂量酸枣仁、当归养心安神,配伍合欢皮、柴胡解郁安神。二诊时患者出现以鼻塞为主的外感寒邪症状,加之内有寒饮,故而加用细辛以辛温通窍,散寒化饮。三诊时患者中下二焦气机仍未尽畅,去槟榔添加木香加强行胃肠气机之功,配合白芍调气和血,以除后重、腹胀之感;夜寐改善而肝郁不显,去合欢皮、柴胡,当归质润,有滑肠之弊,改用远志配合酸枣仁以增强宁心安神之效;脾虚乏力仍存,当为阳气仍不足之症,加重党参、桂枝用量以增强益气温阳之功,而泄泻改善,减少葛根止泻之量。

孙师治疗肠易激综合征以恢复中焦气运为核心治则,以补脾、运脾、燥脾为基本治法。李中梓认为"无湿不成泻",因此在治疗中不可忽视湿邪在疾病发生发展中的作用,湿邪最喜困脾,湿邪不化,脾运难健。对于脾肾两虚者,治疗常以制附子、干姜、淫羊藿、巴戟天等温肾助阳之品,调补先天之本;再配伍黄芪、党参、白术等温脾益气之品,调补后天脾胃,以后天滋养先天,此即"澄其源而流自清,灌其根而枝乃茂,自然之经也"。标本同治,兼顾脾肾,往往收得良效。

医案八

周某某,女,51 岁,2021 年 8 月 29 日初诊。

主诉:大便次数增多 1 年余。症见大便日行 5～6 次,夹杂不消化食物,伴肛门部坠胀及灼热感,排便不尽感,上腹部胀痛,进食后加重,嗳气,肠鸣时作,纳食不佳,口服西药治疗后效果不显(具体不详),舌胖有齿痕,苔薄黄腻,脉弦细。肠镜检查结果未见明显异常。

诊断:肠易激综合征(泄泻)。证属脾虚湿热,兼夹气滞。

治则:清热化湿,理气健脾。

方药:自拟方参仙汤合痛泄要方加减:葛根 30 g,党参 12 g,炒白术 20 g,茯苓 15 g,炙甘草 5 g,黄连 10 g,黄芩 12 g,仙鹤草 30 g,炒苍术 12 g,砂仁 5 g,肉豆蔻 10 g,石榴皮 15 g,炒白芍 30 g,木香 10 g,姜厚朴 10 g,陈皮 10 g,槟榔 10 g,焦山楂 15 g,焦六神曲 15 g。共14剂,日一剂,水煎,早晚温服。

二诊:患者大便次数较前减少,日行 2～3 次,嗳气减轻,仍有上腹部胀痛不适、肛门坠胀感,便后冷汗,胃脘部嘈杂,食欲不振,舌胖红,苔薄黄,脉细数。上方去炒苍术、焦山楂、焦六神曲,加紫苏梗 15 g、生石膏 30 g、徐长卿 15 g、女贞子 15 g、墨旱莲 15 g。共14剂,日一剂,水煎,早晚温服。

三诊:患者大便基本成形,日行 1～2 次,矢气后腹胀好转,脐周疼痛,时有肠鸣,胃脘部嘈杂不显,食欲尚可,食后胀甚,舌淡苔白,脉弦细。上方去黄芩、木香、女贞子、墨旱莲,炙甘草改为 10 g,生石膏改为 15 g,加炒枳壳 10 g、牡丹皮 12 g、焦山楂 12 g、焦六神曲 12 g。三诊之后随访,患者诸症均解。

【按语】 本案当属中医泄泻病范畴,现代医学属"腹泻型肠易激综合征"。患者饮食不节,日久损伤脾胃,脾虚失运,水谷失于运化,湿邪聚集体内而为内湿,日久化热,湿热之邪损伤肠道则发为泄泻。中焦为气机升降之枢纽,脾气当升不升,胃气当降难降,则气机紊乱,中焦气机滞而不行,故出现腹部胀痛、嗳气、肠鸣、纳差。脾气主升,中焦因虚致滞,日久则气机下陷,出现肛门坠胀、排便不尽感。因此本病以脾虚为本,气滞为标,兼夹湿热。

《医方考》有言:"泻责之脾,痛责之肝;肝责之实,脾责之虚。脾虚肝实,故令痛泻。"说明情志失调,肝气郁滞,常可导致肝犯脾土,影响脾的运化升清功能,脾失健运,湿浊内生,易发生泄泻。气机不畅易导致血液瘀滞,气血不通,阻滞经络,不通则痛,故常伴腹痛,痛泄时作,泻后痛减。肝气太过,脾弱不及,肝强横逆犯脾,脾失健运,清阳不升,浊阴不降,发为泄泻。痛泻不止者,以痛泻要方主治之,以抑木扶土,泻肝补脾,使肝气调达,气血调和,肝脾调和,脾气健运,自然痛泄而止。

本方以参仙汤合痛泄要方加减,方中以党参、葛根为君药。党参性味甘平,最善补益脾气而无燥热之弊;大剂量葛根可升发脾胃之清阳,止泻痢,且能通经解痉,缓解腹部疼痛。二者补脾与止泻兼顾,标本同治。臣以苦温之白术,甘淡之茯苓,甘平之炙甘草,与君药党参相伍,为益气名方四君子汤之组成,有平补脾气之效。湿热之邪内蕴,损伤脾胃,使泄泻缠绵难愈,故以苦寒之黄连、黄芩,速清肠腑湿热,与葛根相伍成葛根芩连汤之义,厚肠止泻,用量宜小,防苦寒药损伤脾胃阳气。仙鹤草味苦兼有涩敛之性,可除湿热、止泻痢,苍术燥湿之功较著,兼有健脾之效,砂仁温中化湿,兼有行气之效,三者共奏除湿之功。患者泻下日久,以肉豆蔻、石榴皮缓解泻痢之势,为"急则治其标"之法;气滞兼夹疾病其中,佐以木香、厚朴、陈皮、槟榔理气助运,除后重之滞;患者腹部胀痛,加入大剂量炒白芍,与炙甘草同用,有芍药甘草汤之意,缓解挛急之腹痛;患者饮食难化,食欲不佳,加入焦楂曲(包括焦山楂和焦六神曲)健脾开胃。二诊时患者胃脘部嘈杂,腹痛仍作,考虑除了湿热外兼有阴虚之证,胃络失于濡养,去温燥之苍术及焦楂曲,以紫苏梗、生石膏清热降逆,加入徐长卿增强止痛之力,阴虚则加入二至丸(女贞子、墨旱莲)补肝肾之阴。三诊时患者腹痛未见缓解,且有脐周疼痛,腹胀仍存,为中焦虚寒、气机郁滞而致经脉挛急,而非胃阴不足,一方面减少寒凉药用量,去掉黄芩,患者嘈杂好转,减少生石膏用量,再增加炙甘草用量以加强温通之力,木香换为枳壳,增强破气消食之力;另一方面去掉滋阴之二至丸,改用牡丹皮清热凉血。加入焦楂曲帮助消化,改善食欲。三诊之后,病情好转。

全身气机升降出入的枢纽在中焦,而肝主疏泄的功能也与脾胃密切相关,若肝失疏泄,横逆犯脾,或脾胃气虚,均会致脾胃运化失常,常出现气滞诸症,诸如肝郁气滞、饮食积滞等,因此气滞在 IBS 的发病中较为常见。孙师对其之治疗重在助脾胃气机运动恢复,使其气机之升降出入一如往常,临证还当审证求因,采取对证的疏肝理气、消积导滞等法,灵活运用"通因通用"。对于肝郁乘脾之证,除配伍柴胡、郁金、合欢皮等解肝郁之外,又多选枳壳、陈皮、枳实、木香等疏肝气,从而除肝脾之郁滞,健中焦之气机,使脾胃升降有序。

三、慢性萎缩性胃炎
医案六则

朱丽　施恒圩

医案一　肝胃气滞证

丁某,男,63 岁。2022 年 7 月 31 日初诊。

主诉:患者上腹部胀痛间作 1 年余,10 个月前于其他医院经胃镜诊断为慢性胃炎伴糜烂、胃息肉。刻下:上腹部胀痛间作,口干口苦较重,两胁肋部疼痛,时有头痛,眼睛干涩,视物模糊,烦躁易怒,无神疲乏力,怕冷,睡后早醒,大便难解,无便意,大便成形,体形消瘦。舌胖,苔白腻,脉弦滑。辨证为肝胃气滞证,用药如下:

姜厚朴 15 g	炒枳实 10 g	生地黄 15 g	蒲公英 30 g
党参 15 g	麦冬 15 g	当归 15 g	槟榔 15 g
全瓜蒌 30 g	肉苁蓉 30 g	生白术 30 g	紫苏梗 15 g
合欢皮 15 g	失笑散 15 g	炒蒺藜 15 g	川芎 15 g
炒酸枣仁 30 g	郁金 30 g	蜜紫菀 30 g	醋柴胡 12 g
焦山楂 12 g	焦六神曲 12 g	虎杖 10 g	

复诊(2022 年 8 月 21 日):上腹部胀痛较前缓解,言语、情绪激动时上腹部胀痛加重,头痛缓解,饮食一般,睡眠较前好转,大便难解,无便意。余症状基本同前。舌胖,苔白腻,舌根部微黄,脉弦滑,仍为肝胃气滞证。用药调整如下:去合欢皮、炒蒺藜、炒酸枣仁、醋柴胡、焦六神曲,加炒麦芽、百合、旋覆花,全方用量如下:

姜厚朴 15 g	炒枳实 12 g	生地黄 15 g	蒲公英 30 g
党参 15 g	麦冬 15 g	当归 15 g	槟榔 15 g
全瓜蒌 30 g	肉苁蓉 30 g	生白术 30 g	紫苏梗 15 g
失笑散 15 g	川芎 15 g	郁金 30 g	蜜紫菀 30 g
焦山楂 12 g	虎杖 10 g	炒麦芽 15 g	百合 30 g
旋覆花 10 g			

三诊（2022 年 9 月 18 日）：中上腹胀痛减轻，空腹时偶有疼痛，饭后减轻，神疲乏力，口苦口干较前减轻，食欲好转，头晕，无明显嗳气，怕冷，睡后早醒，大便难解，近三日未解大便，舌胖红，苔白腻，舌根微黄，脉弦滑。辨为肝胃气滞证。用药调整如下：去紫苏梗、蜜紫菀、焦山楂、炒麦芽、旋覆花，加炒白芍、火麻仁、炒王不留行、醋没药、醋乳香、茯苓、黄芪，全方用量如下：

姜厚朴 15 g	炒枳实 12 g	生地黄 15 g	蒲公英 30 g
党参 15 g	当归 15 g	槟榔 15 g	全瓜蒌 30 g
肉苁蓉 30 g	生白术 30 g	失笑散 15 g	川芎 15 g
郁金 30 g	虎杖 30 g	百合 30 g	麦冬 15 g
炒白芍 12 g	火麻仁 15 g	炒王不留行 15 g	醋没药 10 g
醋乳香 10 g	茯苓 15 g	黄芪 15 g	

【按语】 该患者主要症状为腹部胀痛间作 1 年余，口干口苦较重，两胁肋部疼痛不适。结合舌胖，苔白腻，脉弦滑等表征，辨证属肝胃气滞证；患者兼有头痛，烦躁易怒，夜寐欠安，大便难解，提示肝阳上亢，阴血亏虚；胃镜结果提示慢性胃炎，根据慢性胃炎的核心病机还存在脾胃虚弱，因此治以疏肝理气、健脾和胃止痛、滋阴润肠通便。选用柴胡疏肝散为基础方，同时加入厚朴、槟榔、全瓜蒌、蜜紫菀、焦山楂、焦六神曲、蒲公英，既辅助治疗疏肝理气，又健脾和胃止痛；加入生地黄、麦冬、酸枣仁、当归等养阴生津，既润肠通便，又改善睡眠。孙师在治疗过程中还注意到患者有胃息肉的病史，予失笑散、虎杖、郁金等活血化瘀，改善症状，诸药合用，共奏清、补、通兼施之效。二诊患者上腹

部胀痛缓解,但情绪激动时仍胀痛明显,夜寐一般,须着重养阴助眠;患者三诊时,诸症较前明显缓解,仍有腹痛、大便难解,去理气药,予以乳香、没药、王不留行活血止痛,加火麻仁、黄芪润肠通便。

医案二 寒热错杂证

刘某,男,48 岁。2022 年 3 月 5 日初诊。

主诉:患者上腹部不适数月。刻下:无明显腹胀腹痛,时有反酸嗳气,纳饮可,肠鸣时作,矢气频多,二便调,大便一日 2 行,有既往高血脂病史,舌红,苔黄,脉细。辨证为寒热错杂,用药如下:

生黄芪 20 g	党参 12 g	炒白术 15 g	炒白芍 20 g
茯苓 30 g	醋莪术 12 g	黄连 6 g	仙鹤草 30 g
白花蛇舌草 30 g	砂仁 6 g	煨肉豆蔻 10 g	姜厚朴 20 g
陈皮 10 g	紫苏梗 20 g	粉葛根 30 g	石榴皮 15 g
丹参 15 g	木香 10 g	生山楂 15 g	广藿香 10 g
煅瓦楞子 15 g	桂枝 10 g		

复诊(2022 年 3 月 19 日):胃脘部隐痛,偶有口干,无口苦,无腹胀腹痛,偶有反酸嗳气,纳饮可,畏寒肢冷,肠鸣时作,矢气频多,二便调,大便日行 2~3 次。舌胖红,苔薄黄,脉细。辨证为寒热错杂证,用药调整如下:去砂仁、丹参、煅瓦楞子,加川芎、乌药。全方如下:

生黄芪 20 g	党参 12 g	炒白术 15 g	炒白芍 20 g
茯苓 30 g	醋莪术 12 g	黄连 6 g	仙鹤草 30 g
白花蛇舌草 30 g	煨肉豆蔻 10 g	姜厚朴 15 g	陈皮 10 g
紫苏梗 20 g	粉葛根 30 g	石榴皮 15 g	木香 10 g
生山楂 15 g	桂枝 10 g	川芎 12 g	乌药 10 g
广藿香 12 g			

三诊(2022 年 4 月 16 日):服药后胃脘部隐痛不适好转,无明显腹胀,无口苦,偶有反酸嗳气,纳饮可,畏寒肢冷,肠鸣时作,矢气频多,二便调,大便日行 2~3 次。舌胖红,苔薄黄,辨证为寒热错杂证。调整

用药如下:去木香、山楂、乌药,加生石膏、干姜、大腹皮、炒酸枣仁、炒苍术。全方如下:

生黄芪 20 g	党参 12 g	炒白术 15 g	炒白芍 20 g
茯苓 30 g	醋莪术 12 g	黄连 6 g	仙鹤草 30 g
白花蛇舌草 30 g	煨肉豆蔻 10 g	姜厚朴 20 g	陈皮 10 g
紫苏梗 25 g	粉葛根 15 g	石榴皮 15 g	桂枝 10 g
广藿香 12 g	生石膏 30 g	干姜 10 g	川芎 12 g
大腹皮 10 g	炒酸枣仁 15 g	炒苍术 12 g	

四诊(2022年4月30日):患者诉有嗳气时作,饭后较频,反酸减少,左腹部偶有隐痛,无明显腹胀,纳食可,二便调。舌暗红,苔薄白,辨证为寒热错杂证。用药调整如下:去干姜、川芎,加炙甘草。全方如下:

生黄芪 15 g	党参 12 g	炒白术 15 g	炒白芍 30 g
茯苓 30 g	醋莪术 12 g	黄连 6 g	仙鹤草 30 g
白花蛇舌草 30 g	煨肉豆蔻 10 g	姜厚朴 15 g	陈皮 10 g
紫苏梗 30 g	粉葛根 15 g	石榴皮 15 g	桂枝 10 g
广藿香 12 g	生石膏 30 g	大腹皮 10 g	炒酸枣仁 15 g
炒苍术 12 g	蜜炙甘草 5 g		

五诊(2022年5月14日):患者服药后胃脘隐痛不适好转,晨起胸骨后不适,无明显腹胀,无口苦,无反酸嗳气,畏寒肢冷,肠鸣时作,矢气频多,纳饮可,二便调,大便尚成形。舌胖红,苔薄黄,脉细。辨证为寒热错杂证。调整用药如下:加乌药。全方如下:

生黄芪 15 g	党参 15 g	炒白术 15 g	炒白芍 30 g
茯苓 30 g	醋莪术 12 g	黄连 6 g	仙鹤草 30 g
白花蛇舌草 30 g	煨肉豆蔻 10 g	姜厚朴 15 g	陈皮 10 g
紫苏梗 20 g	粉葛根 15 g	石榴皮 15 g	桂枝 10 g
广藿香 12 g	生石膏 30 g	大腹皮 10 g	炒酸枣仁 15 g
炒苍术 15 g	炙甘草 5 g	乌药 10 g	

【按语】 患者首诊以上腹部隐痛不适、反酸嗳气、怕冷为主要病

症,结合舌红、苔黄、脉细等表征,辨证为寒热错杂,治宜寒热平调、补泻兼施,方选孙师经验方——芪黄养胃汤健脾益气、清热利湿。患者复诊时热证较前好转,但畏寒肢冷、肠鸣频作,寒证较前显著,《内经·素问·阳明脉解》云:"四肢者,诸阳之本也,阳盛则四肢实",提示患者阳性不足,四肢失其温养,所以肢寒,加乌药、干姜等温阳行气。

医案三　脾虚气滞证

张某,男,29岁。2022年1月16日初诊。

主诉:患者胃脘胀满不适,时有嗳气,矢气,自觉气体排出不畅,曾于2020年1月其他医院经胃镜诊断:中度慢性浅表性胃炎,幽门螺杆菌阳性。刻下:胃脘部胀满不适,无嘈杂不适,无口苦口干,纳食尚可,夜寐尚可,大便尚调,每日1次。既往有"Hp(幽门螺杆菌)感染"病史,舌淡红胖大,苔薄,脉细弱,辨证为脾虚气滞证。用药如下:

麸炒枳壳 10 g	麸炒白术 15 g	党参 12 g	黄连 6 g
茯苓 15 g	木香 15 g	砂仁(打碎) 5 g	仙鹤草 15 g
焦山楂 12 g	焦六神曲 12 g	紫苏梗 15 g	佛手 10 g
麦冬 12 g	黄芪 15 g	炒莱菔子 15 g	槟榔 10 g
乌药 10 g	柴胡 10 g		

复诊(2022年2月27日):胃脘部胀满较前好转,大便质稀,日行1次。余症状基本同前。舌淡红,舌体胖大,苔薄白,脉细,辨证为脾虚气滞证,用药调整如下:去麦冬、黄芪、柴胡,加炒鸡内金、葛根。全方如下:

麸炒枳壳 10 g	麸炒白术 15 g	党参 12 g	黄连 6 g
茯苓 15 g	木香 15 g	砂仁(打碎) 5 g	仙鹤草 15 g
焦山楂 12 g	焦六神曲 12 g	紫苏梗 15 g	佛手 10 g
炒莱菔子 15 g	槟榔 10 g	乌药 10 g	葛根 15 g
炒鸡内金 10 g			

三诊(2022年9月11日):胃脘部胀满不适,时有嗳气,矢气,自觉气体排出不畅,刻下无明显疼痛,无嘈杂不适,无口苦口干,无焦虑不

适,纳食不多,夜寐尚可,大便质稀,日行 1 次,舌淡红,舌体胖大,苔薄黄,脉细,辨证为脾虚气滞证,用药调整如下:去党参、神曲、紫苏、佛手、葛根,加黄芪、炒白芍、木香、炒麦芽、川芎、仙鹤草、石榴皮、郁金。全方如下:

黄芪 15 g	党参 12 g	麸炒白术 12 g	炒白芍 15 g
茯苓 15 g	柴胡 12 g	炒枳壳 12 g	姜厚朴 12 g
槟榔 12 g	木香 15 g	乌药 12 g	炒鸡内金 10 g
焦山楂 15 g	炒麦芽 15 g	川芎 12 g	仙鹤草 30 g
黄连 10 g	砂仁 5 g	石榴皮 15 g	郁金 15g

【按语】 患者以胃脘部胀满不适为主症,症状提示气滞明显。结合患者病史两年余,舌淡红胖大,苔薄,脉细弱,表现为脾虚变现,因此辨证为脾虚气滞,治疗上以健脾和胃、理气止痛为主。孙师选用三组药物来综合治疗:一组以理气止痛为主,以枳壳、紫苏梗、佛手、槟榔、乌药、柴胡、木香等药为主;一组以健脾和胃为主,以炒白术、党参、茯苓、砂仁、黄芪为主;一组以注重脾胃的运化为主,加莱菔子、鸡内金、山楂、神曲等消食和胃。二诊、三诊以患者脾虚、气滞的治疗重点进行药物调整加减,抓住患者的病机脾虚气滞,治疗上得心应手。

医案四 脾胃阴虚证

周某,女,57 岁。2022 年 5 月 22 日初诊。

主诉:患者 1 年来无明显诱因咽部堵塞感。半月前其他院查胃镜检查诊断结果为:慢性萎缩性胃炎(C2)。病理为:胃角轻度慢性萎缩性胃炎伴肠上皮化生。刻下:患者胃脘部时有灼痛不适,伴嗳气,反酸,口干,眼睛干涩,时有腹痛,痛即泻,乏力,时有头晕,烦躁,潮热,无汗出,纳食不香,大便偏溏,夜寐欠安。患者舌红,苔白,脉细,辨证为脾胃阴虚证。用药如下:

太子参 15 g	麸炒白术 15 g	麸炒白芍 20 g	茯苓 20 g
紫苏梗 20 g	姜厚朴 10 g	生地黄 15 g	生石膏 30 g

酒女贞子 15 g	墨旱莲 30 g	葛根 20 g	黄连 6 g
仙鹤草 30 g	徐长卿 15 g	麸炒枳壳 10 g	砂仁^(打碎)5 g
泽漆 10 g	牡丹皮 12 g	干石斛 12 g	

二诊(2022 年 6 月 19 日):患者现胃脘部灼痛较前好转,咽部异物感好转,晚夜间平卧时易呛咳,口干咽干,口苦,时有恶心呕吐,腹痛较前好转,时有腿部抽筋,纳食不香,夜寐欠安,小便调,大便先干后稀。舌红,苔黄腻,脉细,辨证为脾胃阴虚证,用药调整如下:去太子参、牡丹皮、石斛,加党参、藿香、茵陈、半夏、细辛。全方如下:

党参 15 g	麸炒白术 15 g	麸炒白芍 20 g	茯苓 30 g
紫苏梗 20 g	姜厚朴 18 g	生地黄 12 g	生石膏 30 g
酒女贞子 15 g	墨旱莲 30 g	葛根 30 g	黄连 10 g
仙鹤草 30 g	徐长卿 15 g	麸炒枳壳 10 g	砂仁^(打碎)5 g
泽漆 10 g	广藿香 15 g	茵陈 30 g	姜半夏 12 g
细辛 6 g			

三诊(2022 年 7 月 3 日):患者无明显胃脘部灼痛不适,晚夜间平卧时易呛咳,口干咽干,口苦不显,无恶心呕吐,反酸较前明显好转,纳食不香,夜寐欠安,小便调,大便可。舌红,苔薄黄,脉细,辨证为脾胃阴虚证,用药调整如下:去泽漆、茵陈、半夏、细辛,加苦参、槟榔、炒栀子。全方如下:

党参 12 g	麸炒苍术 12 g	麸炒白芍 20 g	茯苓 30 g
紫苏梗 20 g	姜厚朴 18 g	生地黄 12 g	生石膏 30 g
酒女贞子 15 g	墨旱莲 30 g	葛根 30 g	黄连 10 g
仙鹤草 30 g	徐长卿 15 g	麸炒枳壳 10 g	砂仁^(打碎)5 g
广藿香 15 g	苦参 10 g	槟榔 10 g	炒栀子 10 g

【按语】 患者初起胃脘部灼痛,烦躁,潮热,口干、眼干。结合脉细,阴虚之症固然有之,但若纯属阴虚津亏,所谓水涸舟停,则大肠津亏。大便干结难解,而患者大便反溏,故患者阴虚之外必有脾气不足,若脾失健运,则脾气散津功能失常,而致清气在下,则生飧泄,清气不

升,津液难以输布至口、眼等,而出现口干、眼干、大便不调等症。因此治疗上应以滋阴健脾、理气和胃为主,选参苓白术散合益胃汤加减为基础方,其中孙师将党参改为太子参,着重滋阴益气。二诊时患者上述症状较前好转,仍有口干口苦,时有恶心呕吐,结合舌脉,苔黄腻,出现湿热症状,滋阴药过盛,滋腻碍胃生内湿,日久化热,治疗上应养阴益气与清热化湿并行。患者阴虚表现不明显,湿热症状明显,适当减去滋阴药,加祛湿清热止呕药。三诊时孙师调试滋阴、祛湿药物,把握用药之轻重,方获良效。

医案五　脾胃郁热证

许某,男,50 岁。2022 年 2 月 13 日初诊。

主诉:患者 1 年来胃脘部胀痛不适,伴嗳气,反酸,口干口苦,大便正常,腰部酸痛。3 月前于其他院经胃镜检查诊断为:慢性胃炎伴糜烂,Hp 阴性。病理显示:轻度慢性萎缩性胃炎伴肠上皮化生,部分腺上皮轻度不典型增生,伴轻度急性活动。肠镜检查诊断有结肠息肉,病理结果为增生性息肉,伴部分上皮轻度不典型增生。患者舌胖红,苔黄,辨证为脾胃郁热证。用药如下:

黄芪 30 g	党参 15 g	麸炒白术 15 g	麸炒白芍 15 g
茯苓 15 g	黄芩 12 g	仙鹤草 15 g	生地黄 12 g
醋莪术 12 g	郁金 15 g	白花蛇舌草 15 g	石见穿 15 g
丹参 15 g	紫苏梗 12 g	陈皮 10 g	

复诊(2022 年 2 月 27 日):患者服药后胃脘部胀痛不适好转,伴嗳气,反酸,无口干,晨起口苦,大便正常,腰部酸痛。舌胖红,苔薄黄,辨证为脾胃郁热证。用药调整如下:

黄芪 30 g	党参 15 g	麸炒白术 15 g	麸炒白芍 15 g
茯苓 15 g	黄芩 12 g	仙鹤草 15 g	生地黄 12 g
醋莪术 15 g	郁金 20 g	白花蛇舌草 15 g	石见穿 15 g
丹参 15 g	紫苏梗 12 g	陈皮 10 g	

三诊(2022年3月13日):患者服药后胃脘部胀痛不适好转,嗳气减少,无反酸"烧心",偶有口苦,无口干,大便正常,腰部仍有酸痛。患者舌胖红,苔薄黄,脉弦滑。辨证为脾胃郁热证,用药调整,加失笑散、砂仁。全方如下:

黄芪 30 g	党参 15 g	麸炒白术 15 g	麸炒白芍 15 g
茯苓 15 g	黄芩 12 g	仙鹤草 15 g	生地黄 12 g
醋莪术 15 g	郁金 20 g	白花蛇舌草 30 g	石见穿 30 g
丹参 15 g	紫苏梗 12 g	陈皮 10 g	失笑散 15 g
砂仁 5 g			

四诊(2022年6月12日):患者服药后症状较前好转,胃脘部胀痛缓解,饭后偶有右侧胁痛,嗳气减少,无反酸"烧心",口苦,无口干,大便正常,腰部酸痛。患者舌胖红,苔薄黄,脉弦滑,用药调整如下:

黄芪 30 g	党参 15 g	麸炒白术 15 g	麸炒白芍 15 g
茯苓 15 g	黄芩 12 g	仙鹤草 15 g	生地黄 12 g
醋莪术 15 g	郁金 30 g	丹参 15 g	紫苏梗 12 g
陈皮 10 g	失笑散 15 g	砂仁 5 g	

【按语】 患者胃脘部胀痛、口干口苦,结合舌红苔黄,辨证为脾胃郁热证。结合患者胃肠镜提示有胃息肉,患者久病入络,络热血瘀,息肉生也,治疗生应以清肝泄热、化瘀止痛为主,以孙师经验方芪黄养胃汤加减为基本方治疗,患者二诊、三诊加以失笑散活血化瘀,散结止痛,孙师灵活掌握患者病机变化,尽早进行干预,预后较好。

医案六 脾肾阳虚证

施某,男,44岁。2022年3月19日初诊。

主诉:患者1年来胃脘部隐痛时作,口中黏腻,无口干口苦,无腹胀腹泻,疲乏,怕冷,纳差,夜寐差,小便正常,大便质稀不成形,贪凉时加重,甚至完谷不化。既往有贫血病史,患者舌胖红,苔薄白,脉细弱。辨证为脾肾阳虚证。用药如下:

生黄芪 30 g	党参 12 g	麸炒白芍 15 g
麸炒白术 15 g	当归 12 g	干石斛 12 g
黄连 6 g	仙鹤草 15 g	粉葛根 15 g
炒鸡内金 10 g	焦山楂 12 g	焦六神曲 12 g
煨肉豆蔻 10 g	醋莪术 12 g	白花蛇舌草 15 g
茯苓 15 g	石菖蒲 10 g	紫苏梗 12 g

复诊(2022 年 5 月 14 日):现患者胃脘部隐痛,仍疲劳,偶有口干口苦,口黏较前改善,咽部稍感不适,畏寒,无腹胀嗳气,食欲较前减退,夜寐欠佳,尿频,大便干稀不调。患者舌尖红,苔薄白,脉细弱,辨证为脾肾阳虚证。用药调整如下:

生黄芪 50 g	党参 15 g	麸炒白芍 15 g
麸炒白术 15 g	当归 12 g	黄连 6 g
仙鹤草 30 g	粉葛根 30 g	炒鸡内金 10 g
焦山楂 12 g	焦六神曲 12 g	醋莪术 12 g
白花蛇舌草 15 g	茯苓 15 g	炒酸枣仁 30 g
麸炒薏苡仁 15 g	熟地黄 12 g	桂枝 12 g
淫羊藿 15 g	盐菟丝子 15 g	酒女贞子 12 g
郁金 12 g	生蒲黄 10 g	

三诊(2022 年 6 月 25 日):患者目前大便仍不成形,胃脘部隐痛较前好转,偶感疲劳,偶有口干口苦,口黏较前改善,咽部稍感不适,畏寒,无腹胀嗳气,食欲尚可,夜寐欠佳,夜尿每晚 1 次。患者舌尖红苔薄白,脉细弱,辨证为脾肾阳虚证,调整用药如下:加藿香、益智仁,全方如下:

生黄芪 50 g	党参 15 g	麸炒白芍 15 g
麸炒白术 15 g	当归 12 g	黄连 6 g
仙鹤草 30 g	粉葛根 15 g	炒鸡内金 10 g
焦山楂 12 g	焦六神曲 12 g	醋莪术 12 g
白花蛇舌草 15 g	茯苓 15 g	炒酸枣仁 30 g

麸炒薏苡仁 15 g	熟地黄 12 g	桂枝 12 g
淫羊藿 15 g	盐菟丝子 15 g	酒女贞子 12 g
郁金 12 g	生蒲黄 10 g	广藿香 10 g
益智仁 10 g		

四诊（2022 年 7 月 9 日）：患者服药后胃脘部隐痛较前好转，偶有口干口苦，口黏较前有改善，咽部稍感不适，畏寒，无腹胀嗳气，无乏力感，纳食一般，夜寐欠佳，夜尿 1 次/晚，大便难解，欠成形。患者舌尖红，苔薄白，脉细弱，辨证为脾肾阳虚证。用药调整如下：

生黄芪 50 g	党参 15 g	麸炒白芍 15 g
麸炒白术 15 g	当归 12 g	黄连 6 g
仙鹤草 30 g	粉葛根 15 g	炒鸡内金 10 g
焦山楂 12 g	焦六神曲 12 g	醋莪术 12 g
白花蛇舌草 15 g	茯苓 15 g	炒酸枣仁 30 g
麸炒薏苡仁 15 g	桂枝 12 g	淫羊藿 15 g
盐菟丝子 15 g	酒女贞子 15 g	郁金 12 g
生蒲黄 10 g	广藿香 10 g	益智仁 10 g

五诊（2022 年 8 月 6 日）：患者服药后胃脘部疼痛较前好转，偶有反酸嗳气，口干口苦，口黏较前改善，咽部稍感不适，无明显畏寒，无腹胀，无乏力感，食欲欠佳，夜寐仍欠佳，大便难解，欠成形。舌脉基本同前，辨证为脾肾阳虚证。用药调整如下：

炒麦芽、生黄芪各 50 g	党参 15 g	麸炒白芍 15 g
麸炒白术 15 g	当归 12 g	黄连 6 g
仙鹤草 30 g	粉葛根 15 g	炒鸡内金 10 g
焦山楂 15 g	焦六神曲 12 g	醋莪术 12 g
白花蛇舌草 15 g	茯苓 15 g	炒酸枣仁 30 g
麸炒薏苡仁 15 g	桂枝 12 g	淫羊藿 15 g
盐菟丝子 15 g	酒女贞子 15 g	郁金 12 g
生蒲黄 10 g	益智仁 10 g	炒麦芽 15 g

六诊(2022 年 11 月 12 日):患者诉服药后胃脘部疼痛好转,无反酸嗳气,无口干口苦,无腹胀,无明显疲劳感,自汗,纳寐可,夜尿较前减少,夜寐欠安,大便 1～2 日 1 行,欠成形。患者舌红苔薄黄,脉细弱。调整用药如下:加蜜远志、石榴皮、丹参、磁石、泽漆。全方如下:

生黄芪 50 g	党参 15 g	麸炒白芍 15 g
麸炒白术 15 g	当归 12 g	黄连 6 g
仙鹤草 30 g	粉葛根 15 g	焦山楂 15 g
焦六神曲 12 g	醋莪术 12 g	白花蛇舌草 15 g
茯苓 15 g	炒酸枣仁 30 g	麸炒薏苡仁 15 g
桂枝 12 g	酒女贞子 15 g	紫苏梗 12 g
炒麦芽 15 g	蜜远志 15 g	石榴皮 15 g
丹参 15 g	磁石 30 g	泽漆 6 g

【按语】 本案患者胃脘部隐痛不适,怕冷,大便稀溏,完谷不化,结合舌胖红,苔薄白,脉细弱,辩证当属脾肾阳虚证。肾阳不足,难以蒸化肾水。肾水上乘以济心火,致心火亢盛,心肾不交,出现夜寐不安,治疗上应温补脾阳、肾阳,交通心肾,因此治疗上分别用两组药物来治疗:一组以补益脾胃为主,生黄芪、党参、麸炒白芍、麸炒白术、粉葛根、炒鸡内金、焦山楂、焦六神曲、煨肉豆蔻、茯苓等,一组以补益肾阳为主,熟地黄、桂枝、淫羊藿、盐菟丝子、酒女贞子等。并在患者复诊的过程中不断调整补益阴阳药物,疗效显著。

四、慢性肝病
医案六则

彭雯　祖广全　刘孟杰

医案一

刘某,男,30 岁。2021 年 9 月 11 日初诊。

主诉:纳差伴肢体乏力 1 周。患者 1 周前无明显诱因出现食欲不佳,自觉上腹部胀满不适,恶食油腻,伴有四肢乏力,至当地医院就诊,查传染病四项结果显示:HBsAg(乙型肝炎病毒表面抗原)阳性,HBeAg(乙型肝炎病毒 e 抗原)阳性,抗-HBc(乙型肝炎病毒核心抗体)阳性,腹部 MRI(磁共振)平扫加增强提示肝硬化,弥漫性肝硬化结节形成,脾大。胃镜结果显示:慢性浅表性胃炎伴糜烂,Hp(＋)。已予口服"富马酸替诺福韦酯"抗病毒治疗 4 日,患者仍觉症状未见明显减轻,遂至门诊就诊。刻下:食欲不振,自觉胃脘部胀闷,神疲乏力,少气懒言,时有胁肋部刺痛,夜寐欠佳,大便日行 1～2 次,质软欠成形,小便正常。舌紫暗,舌下脉络扩张,苔黄腻,脉细涩。查体:腹软,深吸气左侧肋下可触及结块,无明显压痛反跳痛,肝肾区无叩击痛,双下肢无水肿。

中医诊断:积聚(气虚血瘀证)。西医诊断:代偿性肝硬化,慢性乙型病毒性肝炎。

治则:益气健脾,活血消癥。

处方:

生黄芪 30 g　　女贞子 15 g　　党参 12 g　　炒白芍 12 g

炒白术 12 g	茯苓 20 g	当归 12 g	生地黄 12 g
川芎 12 g	丹参 20 g	蒲公英 15 g	黄芩 12 g
砂仁 6 g(后下)	五味子 6 g	莪术 12 g	白花蛇舌草 15 g

7 剂,400 mL 水煎,每日 1 剂,早晚各 1 次,饭后温服。嘱患者忌食生冷辛辣,禁止饮酒,适量运动,避免过度劳累,保持心情愉悦,抗病毒药物继续服用。

二诊(2021 年 9 月 18 日):患者精神状态好转,食欲较前改善,仍时觉胃脘部胀满不适,无恶心呕吐,胁肋部刺痛发作减少,夜寐欠佳,大小便无异常。舌质暗淡,苔薄黄,脉弦涩。原方黄芪减量至 20 g,白术增至 30 g,加麦芽 12 g、香附 6 g、龙眼肉 12 g、五灵脂 6 g。14 剂,余注意事项同前。

三诊(2021 年 10 月 8 日):患者服药后食欲恢复正常,诸症悉去,2 天前与人发生口角后胁肋部刺痛反复,但疼痛程度较前减轻,持续时间亦缩短,夜寐安,二便调畅。舌质淡红,苔薄白,脉数。上方去党参,白芍加量至 15 g,加杭白菊 9 g。此方续服 1 月后电话随访,患者无特殊不适后停服中药。继续随访至今,患者病情平稳。

【按语】 本例患者以纳差乏力为主症,伴有胁肋部刺痛,查体胁下可触及结块,辨病当属"积聚"病。初诊时以气虚运化无力为本,纳差,大便不成形,气少懒言,四肢懈怠,均为脾气虚弱之象;又见胁肋刺痛,舌下脉络扩张,脉涩,可知气虚推动无力而致瘀血已成;观其舌苔黄腻,触其脉细,断其阴虚夹有湿热。故治以益气健脾为主,辅以活血消症之品,以补为主,以消为辅。孙师认为,治疗大法当以《罗太无口授三法》云:积聚,古方多以三棱、莪术攻之,不知养正气积自除,若不养正气而专攻击,则愈攻愈失矣,须以白术养脾,脾王自消,但以三棱、莪术佐之古方枳术丸,一补一消,补多消少,积聚之圣药也。方中黄芪、党参、白术、茯苓大力培补后天之本,自古参芪即为补气要药,参术、茯苓又为四君子健脾圣方,女贞子、生地黄滋补肝肾,滋先天以补后天;莪术为攻伐之主药,直指病位,当归、川芎、丹参、砂仁既协莪术破血行气,又可兼益气补血,攻不忘补;又佐以白芍养血柔肝以止痛;五味子虽有五味,然以酸味最著,酸味入肝,因此可引诸药药力于肝,另其酸涩之味又可敛诸药破气活血之性,防攻伐太过;前药阴虚已顾但湿热未除,加蒲公英、黄芩、白花蛇舌草以清利肝胆湿热。二诊时患者仍觉胃脘胀满不适,料其中焦气机仍有壅塞,故减黄芪减少补气而增白术以健脾,又以麦芽、香附理气宽中;患者睡眠欠佳,故加龙眼肉以养血安神;患者胁肋部疼痛仍存在,加五灵脂增强活血止痛功效。三诊患者诸症悉去,因恼怒引发旧疾,增白芍重养肝,脉数为有热象,加杭白菊以清利肝火。

孙师认为,本案治疗最要讲究攻补之主次,正如《景岳全书》所述:"治积之要,在知攻补之宜,而攻补之宜,当于孰缓孰急中辨之……若积聚渐久,元气日虚,此而攻之,则积气本远,攻不易及,胃气切近,先受其伤,愈攻愈虚,则不死于积而死于攻矣。"对积聚久病患者的治疗当以培补脾胃为主,只有对疾病初起且胃气强健者方可用攻。《医宗金鉴》云:积聚胃强攻可用,攻虚兼补正邪安。临床多有医家忽略其用攻的前提为"胃强",泥于西医检查,以为硬化之肝脏,必当重用活血消症之法方可散其积聚,殊不知本病多由久病成虚,运化无力,致使气血积聚于藏血之脏而成,多数患者初次就诊便以虚象为主。窃以为本病常治疗周期较长,即便初诊时虚象不显,久服攻伐之品亦必有戕脾胃,纵患者脾胃强健,治疗亦不可轻视培补后天。

医案二

颜某,男,52岁。2022年3月12日初诊。

主诉:右上腹部疼痛1月余。患者1月前无明显诱因出现右上腹部疼痛不适,按之可减,食欲不佳,无恶心呕吐,无腹泻,无身目黄染,既往有"糖尿病"病史,至当地医院就诊,查心电图结果显示:窦性心律。口服奥美拉唑肠溶胶囊等抑酸药物,效果不佳,遂来门诊就诊。完善乙肝两对半检查无异常,血生化检查示:碱性磷酸酶33 U/L,血糖 7.04 mmol/L,甘油三酯 2.46 mmol/L。腹部 CT 提示肝硬化可能,脾脏肿大。进一步完善相关检查——肝脏彩超:脂肪肝,门静脉内径增宽,脾大;肝脏纤维化无创定量检测:肝脏硬度弹性模量平均值(Emean)为 15.7 kPa。刻下:形体肥胖,肤白,右上腹隐隐有刺痛,遇劳加重,严重时连及胃脘部,按之稍减,晨起口干口苦,神疲乏力,食欲不佳,夜间时有惊醒,大便 2 日 1 次,稍干难解,小便正常。舌淡胖,边有瘀斑,苔黄腻,脉沉涩。查体:腹软,无明显压痛及反跳痛,肝肾区无叩击痛,双下肢无水肿。

中医诊断:胁痛,瘀血阻络证。西医诊断:肝硬化。

治则:疏肝活血,健脾助运。

处方:

丹参 30 g	郁金 12 g	赤芍 12 g	醋莪术 10 g
当归 12 g	女贞子 15 g	枸杞子 12 g	炒白芍 12 g
党参 12 g	炒白术 12 g	茯苓 15 g	炙黄芪 30 g
姜厚朴 12 g	砂仁 6 g^(后下)	蒲公英 15 g	黄连 6 g
金钱草 15 g			

14 剂,400 mL 水煎,每日 1 剂,早晚各 1 次,饭后温服。嘱患者注意饮食清淡、新鲜,忌食油腻及粗糙坚硬食物,禁止饮酒,适量运动,避免熬夜。

二诊(2022 年 3 月 26 日):患者右上腹疼痛减轻,有阵发性刺痛,口干口苦缓解,饮食渐增,夜寐欠安,大小便正常。舌质淡胖,苔薄白,脉涩。上方去金钱草、蒲公英,黄连改 3 g,加姜黄 15 g、三棱 10 g、川芎 12 g、泽兰 15 g,14 付,余注意事项同前。

三诊(2022 年 4 月 9 日):患者偶有右上腹不适,发作时局部按压后可改善,双目稍有干涩,无明显口干口苦,纳食可,夜寐仍欠佳,大小便正常。舌质淡红,苔薄白,脉细,上方去莪术、三棱、姜黄,丹参改 15 g,加酸枣仁 15 g、龙眼肉 12 g、生地黄 15 g、沙参 12 g。服上方 14 剂后,复诊诉腹部已无不适,纳寐恢复正常,二便调。

【按语】 本案当属中医"胁痛"病范畴，《景岳全书·杂症谟》云："胁痛之病，本属肝胆二经，以二经之脉皆循肝胆故也。然而心肺脾胃肾与膀胱亦皆有胁痛之病……以饮食劳倦而致胁痛者，此脾胃之所传也。"认为本病虽发病在肝胆，但其他脏腑之病亦可导致胁痛。临床上胁痛一病多从肝胆治疗，以气滞、瘀血、湿热及阴血亏虚为多见，本例患者疼痛以刺痛为主，舌有瘀斑，脉涩，为瘀血征象；但其疼痛隐隐，喜按压，遇劳加重，又为阴血亏损之征，初诊时形体肥胖，神疲乏力，舌胖苔腻，一派脾虚痰湿之象，可知患者素体脾虚，水谷精微难以运化，久积人体即为痰湿，脏腑四肢不得水谷滋养故见神疲乏力，水谷精微不化则为血虚，统血无权致使血溢脉外则生瘀血。虽有脾虚之本，但痛在瘀血，所谓"瘀血不去，新血不生"，因此当以疏肝活血为主，待瘀血消散后可侧重补血；患者脾胃素虚，本病又易变为积聚，顾护脾胃切不可忘；患者口干口苦，舌苔黄，又可稍加清热祛湿之品。方中丹参、郁金、赤芍、莪术、当归为君药，诸药皆为活血之药，丹参又兼养血之功，"一味丹参饮，功同四物汤"，攻不忘补，郁金活血止痛又可疏利肝胆，赤芍又可凉血止痛，防血溢脉外生瘀血，莪术破血之力尤著，当归可使气血各归所当，为"血家必用之药"，又兼通便之功。女贞子、枸杞子、炒白芍养血柔肝，党参、白术、茯苓、黄芪强健脾胃，共为臣药，诸药可健脾养血，配合君药可行血而新血不伤，养血而瘀血不滞。厚朴、砂仁既使参芪之气补而不滞，气行则血行，又可燥湿化痰，醒脾开胃，为佐药。黄连、蒲公英、金钱草清热利湿，使湿从小便去。二诊时患者饮食渐增，大便正常，脾胃功能逐步恢复，右上腹疼痛虽减但仍有阵发性刺痛，为瘀血去而未尽，因此加用姜黄、三棱、川芎活血行气止痛；患者口干口苦缓解，舌苔转白，脾经热象已退，故去蒲公英、金钱草，仅留少量黄连防病情反复。三诊患者瘀象不显，去三棱、莪术、姜黄缓其破血之性，留少量活血之药防瘀血复生；夜间易惊醒，双目干涩及右上腹空虚皆为肝失所养，加生地黄、沙参取一贯煎养肝之义，又加酸枣仁、龙眼肉补血安神。

孙师认为,胁痛病因虽有外感内伤之分,但以内伤最为常见,胁肋部为足厥阴、足少阳两经循行所过,故发病多与肝胆有关,治疗当始终不离肝胆,同时也与脾胃、肾等有关,治疗亦需兼顾。病证上有虚有实,实证特点在于"滞",遵循"通则不痛"原则,调畅气血,则自能取效;虚证多属阴血亏虚,肝失所养,属"不荣则痛",治当以滋阴养血,缓急止痛。本案虚实错杂,先攻其实,后补其虚,补而不滞,经数次调理,脾胃强健,气血流行畅达,痛无由作矣。

医案三

赵某某,男,26岁。2021年7月18日初诊。

主诉:右上腹胀痛10余天。患者10余天前因情志不畅出现右上腹部胀痛,进食油腻后加重,伴口苦口臭。至当地医院就诊,查腹部彩超结果显示:胆囊结石,大者约4×5 mm,胆囊壁毛糙;胃镜:浅表性胃炎,Hp(一)。口服熊去氧胆酸1周,效果不佳,遂至门诊就诊。刻下:面色暗黄,右上腹时有胀满不适,纳食不佳,进食油腻后加重,无身目黄染,神疲乏力,口苦口臭,夜寐尚可,大便溏,日行1~2次,小便正常。舌苔黄腻,脉弦细。查体:腹软,右上腹压痛,肝区有叩痛,双下肢无水肿。

中医诊断:胁痛,肝郁脾虚证。西医诊断:胆囊结石,慢性胆囊炎。

治则:疏利肝胆,健脾和胃。

处方:

醋延胡索 30 g	金钱草 30 g	郁金 20 g	姜黄 15 g
黄芩 12 g	炒白芍 15 g	党参 12 g	麸炒白术 12 g
茯苓 15 g	仙鹤草 15 g	炒枳壳 10 g	木香 10 g
厚朴 12 g	砂仁 5 g^(后下)		

7剂,400 mL水煎,每日1剂,早晚各1次,饭后温服。嘱患者按时进食三餐,饮食清淡富有营养,忌食油腻辛辣食物,规律作息,避免熬夜。

二诊(2021年7月25日):患者腹胀显著改善,纳食增加,口苦改善,无口臭,乏力好转,矢气多,大便稀溏,日行1～2次,小便无异常。舌质淡红,苔薄黄,脉弦细。原方白术加量至20 g,加葛根15 g,黄芪20 g,黄连6 g。14剂,余注意事项同前。

三诊(2021年8月8日):患者面色好转,右上腹胀痛基本消失,无明显乏力,无口苦,食欲良好,食后稍有腹胀,夜寐安,大便基本成形,每日1次,小便正常。舌淡红,苔薄白,脉缓。上方去延胡索,加麦芽15 g,山楂12 g。此方加减续服2月后诸症几无,复查彩超示肝、胆、胰、脾未见异常,结石已排出。

【按语】 患者以右上腹胀痛为主症,腹部彩超提示胆囊结石,胆囊壁毛糙,中医辨病属"胁痛"范畴,现代医学诊断属"慢性胆囊炎、胆囊结石"。《严氏济生方·胁痛评治》认为胁痛主要是由情志不遂所致,"夫胁痛之病……多因疲极嗔怒,悲哀烦恼,谋虑惊忧,致伤肝脏。肝脏既伤,积气攻注,攻于左,则左胁痛;攻于右,则右胁痛;移递两胁,则两胁俱痛。"本患者由情志不畅诱发,以腹部胀满为主要症状,此为肝郁气滞之象;又见口苦口臭,舌苔黄腻,可知湿热阻滞中焦;患者面色暗黄,神疲乏力,纳食不佳,大便溏泻又为脾虚之证,故辨证属肝郁脾虚证。患者素体湿热,又因情志不舒,致肝失疏泄,气机不畅,络脉痹阻,复受湿热熏蒸,化为结石,而致胁痛;肝不得疏,横逆克土,郁滞脾胃,故有胀满纳差;湿热及肝气郁于中焦,中焦升降失常,水谷精微运化障碍,在上见口苦口臭,在下见便溏腹泻。故治疗以疏利肝胆为主,辅以行气健脾,清热利湿。方中延胡索、金钱草为君药:延胡索疏肝止痛效力最强,故用量至30 g,金钱草清利肝胆湿热,湿从小便去,二药合用,肝气畅而湿热去。郁金、姜黄、黄芩、白芍为臣药:郁金行气解郁,郁去气自舒;姜黄破血行气止痛,其破瘀之性可配合延胡索破除结石;黄芩可协金钱草增强清利肝胆湿热之功;诸药辛燥之力较甚,恐有劫阴之弊,加白芍柔肝养阴以利肝体,配合前药,疏肝柔肝并举,则无伤阴之虞。党参、白术、茯苓四君子组合益气健脾,除湿止泻;仙鹤草可和中补虚治疗乏力,又可止痛;炒枳壳、木香、砂仁、厚朴四药调理中焦气机,补而不滞。枳壳宽胸理气,配以厚朴下气除满,使脾胃胀满得除;木香调畅脾胃,又可配合延胡索行气止痛;砂仁可行气开胃改善食欲,又可化湿,与厚朴燥湿、金钱草利湿相伍,肝胆脾胃之湿尽去。二诊时诸症显著减轻,唯大便溏泻依然未见改善,口臭除,口苦减,料其脾胃虚而湿热未净,故白术加量至20 g健脾燥湿,加黄芪、葛根升阳止泻,黄连既厚肠胃,又可除遗留湿热。三诊患者基本恢复,痛症已去,延胡索辛温,走窜之力尤甚,宜速去之,避免损伤肝血;仅于食后稍有腹胀,料其脾胃运化功能尚未完全恢复,故加用山楂、麦芽健胃消食助运。

孙师认为,临床上患者病情常错综复杂,多种致病因素常杂合为病,病情单一者甚为少见,医者当小心梳理病情,详查轻重缓急,抓其主要矛盾,治宜细分主次。对于本例患者,结合现代医学检查结果知其胆囊结石为主要矛盾,故治当以疏利肝胆为主。孙师认为,医者临床当以病患健康为中心,切不可存在门户之见。如张寿甫所愿,中医亦须与时俱进,对于现代医学技术,在中医理论指导下,只要其对中医发展有用即可用以发展、充实中医。现代药理研究认为延胡索有松弛平滑肌及止痛效果,对于局部疼痛及排出结石均有裨益。动物实验证明,金钱草具有抗炎、排石的效果。郁金及姜黄均为姜科植物姜黄植属,现代药理研究认为其能增加胆汁的生成和分泌,并能促进胆囊收缩,从而起到排石的作用。

医案四

刘某,女,37岁,2022年11月5日初诊。

主诉:自觉乏力1月余。患者近1月自觉乏力。数天前查肝功能:ALT(谷丙转氨酶)67 U/L,AST(谷草转氨酶)42 U/L。相关检查排除慢性乙型肝炎、自身免疫性肝病等慢性肝病。刻下:患者诉近期工作压力较大,时有熬夜劳神,神疲乏力,纳食一般,大便日行1~2

次,偶有便秘,夜寐欠安。舌红,苔薄白,脉缓。查体:腹软,无明显压痛及反跳痛,肝肾区无叩击痛,双下肢无水肿。

中医诊断:虚劳(气血两虚证)。西医诊断:肝功能异常。

治则:健脾益气,滋肝养血。

处方:

蜜制黄芪 30 g	酒女贞子 15 g	当归 12 g	丹参 15 g
茯苓 15 g	醋五味子 10 g	垂盆草 30 g	党参 12 g
麸炒白术 12 g	麸炒白芍 12 g	红花 10 g	

14 剂,400 mL 水煎,每日 1 剂,早晚各 1 次,饭后温服。嘱患者忌食生冷辛辣,禁止饮酒,适量运动,避免过度劳累,保持心情愉悦,抗病毒药物继续服用。

【按语】 本例患者以乏力为主症,辨病当属"虚劳"类症,易疲劳,纳寐差,舌红,苔薄白,脉缓,四诊合参,辩证属脾气虚肝血虚证。《内经·素问·经脉别论》又云:"食气入胃,散精于肝……留于四脏。"饮食入胃,胃将其腐熟受纳,脾将其进一步消化,并将产生并吸收的精微物质输布于脏腑、筋脉等全身各处,充养先天之精,滋养后天之形。本例患者初诊以脾虚为主症,易疲劳,纳寐差,均为脾虚之象。《内经·素问·六节藏象论》中言"肝者,罢极之本"。《内经·素问·经脉别论》解释说:"食气入胃,散精于肝,淫气于筋。"即水谷精微布散于肝,使肝血充盈才能滋养筋,筋得其养则人体能运动有力而灵活。所以肝藏血有养筋、消除筋骨疲劳困乏的作用。若肝血不足,筋失所养,则筋力软弱不健,关节运动不利,产生疲劳困乏感。方中黄芪、白术、党参健脾补中,白芍、当归、女贞子、五味子养肝血滋肝阴,茯苓淡渗利湿,垂盆草清热解毒,红花、丹参凉血清肝。

孙师认为肝功能异常,病位在肝,与脾胃相关。肝病的病理表现主要为气机通畅和血液贮藏调节异常,两者在病变过程中多相互影响,转化兼夹。肝体属阴,阴血不足,肝失濡养,久虚必瘀;脾胃居于中焦,主受纳运化水谷精微,若脾失健运,脾胃虚弱,气机升降失常或饮食所伤,湿热内生,困遏肝脏,亦可发为此病。此方扶正祛邪兼顾,诊治过程体现出孙师治疗该病时以健脾气、养肝血、活血化瘀为主要治则的学术思想。

医案五

何某,男,40岁,2021年9月5日初诊。

主诉:乏力,伴肝功能异常1周。患者1周前查肝功能,ALT 101 U/L,AST 78 U/L。既往有脂肪肝病史。刻下:时有乏力感,患者受凉后易腹泻,牙龈易酸痛出血,畏寒。舌胖大,质偏暗,苔少,脉细弦。查体:腹软,无明显压痛及反跳痛,肝肾区无叩击痛,双下肢无水肿。相关检查已排除病毒性肝炎及自身免疫性肝病可能性。

中医诊断:虚劳(肝郁脾虚血瘀证)。西医诊断:肝功能异常,脂肪肝。

治则:健脾疏肝,活血化瘀。

处方:

黄芪 30 g	麸炒白术 15 g	茯苓 15 g	党参 15 g
黄连 6 g	仙鹤草 15 g	丹参 30 g	垂盆草 30 g
醋五味子 10 g	砂仁 5 g	桂枝 10 g	炒白芍 15 g
当归 12 g	酒女贞子 15 g	醋莪术 10 g	怀山药 15 g
墨旱莲 15 g			

14剂,400 mL水煎,每日1剂,早晚各1次,饭后温服。嘱患者注意饮食清淡、新鲜,忌食油腻及粗糙坚硬食物,禁止饮酒,适量运动,避免熬夜。

后患者2021-09-20复查肝功能:ALT 24 U/L,AST 26 U/L。肝功能正常。

【按语】 患者以乏力伴肝功能异常为主症,辨病当属"虚劳"。该患之疲劳之感不得不联系中医理论"肝为罢极之本"和"脾胃为后天之本,气血生化之源"。患者饮食失节,伤及脾胃,运化失调,难以濡养周身,工作时又熬夜累及肝本,而致肝阴耗伤,肝血瘀滞。方中以黄芪加四君子汤、仙鹤草、怀山药健脾养胃,二至丸及炒白芍、五味子酸甘之品濡养肝阴。久病则瘀,结合患者舌脉,加用丹参、莪术、当归活血养血,另外,患者时有牙龈出血,为中焦之火上炎,加用黄连清胃火。脾胃气虚,生化乏源,周身失于濡养,则见畏寒肢冷,治疗除健脾益气外,可加用砂仁、桂枝等温中之品,使阳气达于四肢百骸。而垂盆草现代药理认为该药及五味子有降转氨酶的作用,故孙师常于肝损病药方中加用该味。

在治疗慢性肝病时,孙师十分重视濡养肝阴。肝居膈下,藏血而主疏泄。《内经·素问·经脉别论》曰:"食气入胃,散精于肝。"肝阴宜充,而唯恐不足。慢肝多呈阴虚邪恋之候,阴虚则病生,阴足则邪退。一般慢性肝病常由湿热邪毒久羁致病。热为阳邪,阳盛每易伤阴,湿郁经久生热,亦必伤津耗液,况慢肝多由急性病毒性肝炎转变而来,病之早期,或因过用苦寒之药,或多用辛燥之药,亦常导致伤阴,也有素体阴虚之人,初感湿邪亦易从热化,故慢肝表现为阴虚证型者每为多见。柔养肝阴,孙师常以"一贯煎"和"二至丸"加减。崇古而不泥古,取其义而不拘其方,选药轻灵,甘润而不滋腻,常用药有当归、白芍、枸杞子、女贞子、墨旱莲、北沙参、石斛等。

医案六

孙某,女,55岁,2021年9月26日初诊。

主诉:右胁肋部疼痛间作半年余。患者自2021年1月出现右胁肋部疼痛,时有连及右侧后背,每于进食荤腻饭菜后加重。2021年6月29日于南京梅山医院做胃镜检查病理:轻度慢性萎缩性胃炎伴肠上皮化生。2021年9月5日于江苏省中医院查腹部彩超:胆囊壁毛糙。刻下:右侧胁肋部疼痛不适,时有胀痛,连及右后背疼痛,伴嗳气,腹胀,稍有口苦,无腹泻,大便秘结,数日一行,有排便不尽感。舌红,苔黄腻,脉弦。查体:右上腹压痛,墨菲征(+)。

中医诊断:胁痛(肝胆湿热证)。西医诊断:慢性胆囊炎。

治则:疏肝利胆,清热化湿。

处方:

郁金 20 g	金钱草 30 g	姜黄 10 g	虎杖 12 g
酒黄芩 12 g	槟榔 15 g	紫苏梗 15 g	姜厚朴 12 g
麸炒枳实 10 g	生地黄 15 g	全瓜蒌 30 g	茯苓 12 g
百合 30 g	肉苁蓉 15 g	蒲公英 30 g	

14剂,400 mL 水煎,每日 1 剂,早晚各 1 次,饭后温服。嘱患者注意饮食清淡、新鲜,忌食油腻及粗糙坚硬食物,禁止饮酒,适量运动,避免熬夜。

二诊(2021 年 10 月 17 日):患者右侧胁肋部疼痛间作,弯腰时加重,食欲亢进,嗳气,腹胀,稍有口苦,无腹泻,大便日行 1 次,质偏干硬,有排便不尽感,夜寐欠佳,稍有耳鸣,夜尿频多。上方去黄芩、莪术,虎杖改 15 g,加生石膏 15 g、麦冬 15 g、玄参 15 g、煅磁石 30 g、白茅根 15 g、炒酸枣仁 30 g、醋延胡索 30 g。14 剂,余注意事项同前。服上方 14 剂后,复诊诉腹部已无不适,纳寐恢复正常,二便调。

【按语】 本例患者以右上腹疼痛为主症,伴后背牵涉痛、嗳气,腹胀,稍有口苦,辨病当属"胁痛病"范畴,初诊时患者肝失疏泄,胆随之排泄失畅,右侧胁肋部疼痛,后背牵涉痛,胆汁上逆,则口苦,肝郁乘脾,则嗳气,腹胀。《黄帝内经》:"胆胀者,胁下痛胀,口中苦,善太息。"将病名和症状准确简明地描述了出来。《灵枢》云:"胆,足少阳之脉,是动则病口苦,善太息,心胁痛,不能转侧。"运用郁金、金钱草、虎杖清热化湿利胆;蒲公英、黄芩清热解毒,利湿;槟榔、枳实、紫苏梗、瓜蒌、厚朴行气通腑;生地黄清热凉血。茯苓利水渗湿,百合清心安神,肉苁蓉润肠通便,姜黄活血理气止痛。二诊患者胁痛,加用延胡索,配姜黄理气止痛;食欲亢进,时有嗳气,考虑胃火偏旺,去黄芩、莪术,加生石膏以加强清胃热之效;患者大便不通,加麦冬、玄参配合前方生地黄则为增液体之意,润肠通便;患者较前夜寐欠佳,时有耳鸣,遵耳聋左慈丸之义,加磁石镇静,酸枣仁养血安神;夜尿频多,加白茅根清热凉血利尿。

　　孙师认为慢性胆囊炎多属于中医学"胆胀"的范畴,其临床表现错综复杂,但万变不离其宗,基本的病机是胆汁郁滞不通。盖胆为"中精之腑",内藏"精汁",以通降下行为顺;胆又为奇恒之腑,故具有"藏""泄"之功,胆附于肝,经脉相互络属,功能相辅相成。肝为刚脏,喜条达而主疏泄,胆腑"精汁"由肝所化,并赖肝气的疏泄而滋入聚藏于胆。胆随胃降,共同调畅脾胃肝胆之气机,协同胃腑受纳、腐熟水谷。而肝胃气机升降失调,无不影响胆腑和降,以致胆胀之病,故以行气通腑法为治疗本病的基本方法。故方中以较多通腑降气之品调理气机,如槟榔、枳实、紫苏梗、瓜蒌、厚朴、虎杖等。另外,由于孙师曾精研中药药理,治疗用药,也会参考现代药理,如现代药理研究显示:姜黄中的主要活性成分姜黄素具有良好的利胆作用,可增加胆汁生成和分泌,并能促进胆囊收缩。

五、慢性神经官能症
医案七则

郭晨希　陈思影

医案一　功能性呕吐

张某某,男,10 岁,2021 年 11 月 21 日初诊。

主诉:反复呕吐数年,加重 2 年。患者家属代诉患儿数年来呕吐间作,半月至一月发作 1 次,呕吐物为胃内容物及胆汁,近 2 年上述症状加重,发作时神志清,无手足搐搦,每半月出现 1 次,无明显腹胀腹痛,大便日行一次,腹泻偶作,稍有倦怠乏力,纳少,夜寐尚安,小便正常。既往体健。舌淡红苔腻微黄,脉细弱。

诊断:功能性呕吐(呕吐)。证属脾虚失运,湿热内蕴,胃气上逆。

治则:健脾益气,运脾化湿,醒脾开胃。

方药:人参理中汤合藿香正气散加减:党参 12 g,炒苍术 10 g,茯苓 12 g,陈皮 10 g,广藿香 10 g,法半夏 6 g,紫苏梗 12 g,干姜 6 g,姜厚朴 10 g,六神曲 10 g,焦山楂 10 g,大腹皮 10 g,蒲公英 15 g,桔梗 10 g。共 14 剂,日一剂,水煎,早晚分 2 次温服。

二诊:患者呕吐未作,纳食增进,乏力减轻,症状未见明显变化。舌淡苔稍腻微黄,脉细弱。湿邪较前稍减,予上方姜厚朴改为 6 g,共 14 剂,日一剂,早晚分 2 次温服。

三诊:患者呕吐仍未作,大便日行一次,质成形,纳食如常。舌淡红,苔白微腻,脉平。上方去蒲公英,继服 14 剂,日一剂,早晚分 2 次温服。后诸症消。

【按语】 本案当属中医呕吐病范畴,呕吐诸因,本例当属功能性呕吐。《仁斋直指》云:"呕吐出于胃气之不和。"呕吐一病多因作祟,总的病机归于胃失和降,胃气上逆。《景岳全书·虚呕证治》曰:"凡胃虚作呕者,其证不一,当知所辨。若胃脘不胀者,非实邪也。胸膈不痛者,非气逆也。内无热躁者,非火证也。外无寒热,非表邪也。无食无火而忽为呕吐者,胃虚也。呕吐无常而时作时止者,胃虚也……凡此虚证,必皆宜补。"患者素体脾胃虚弱,加之久病后脾胃日渐损伤,纳运失调,胃气虚弱,不能承受水谷,聚湿为痰为饮,停积于胃,发为呕吐。加之年弱,饮食不节,食滞不化,积于胃中,酿生湿热。患者素体脾虚,饮食水谷失于受纳,则发为呕吐,倦怠乏力,纳食欠佳,脉弱;运化失司,水反为湿,谷反为滞,发为泻下,症见苔腻;中脏虚而水谷积,内生湿热,见苔微腻。方中以党参、藿香为君,党参补益脾胃之气,助运水谷。《冯氏锦囊秘录》云:"胃虚谷气不行,当以参术补胃,推扬谷气而已。"藿香甘温,入脾胃以和中,化湿止呕,《本草纲目》云:"藿香,为脾胃吐逆之要药。"胃气郁遏,不能容纳水谷,故下为泻痢而上为干呕,一以补中气,一以降胃气,补中而培土,降逆而止呕。茯苓、平胃散、干姜为臣,茯苓健脾利湿,助君药健脾之力,畅通水道,使湿邪有所出路;平胃散由苍术、厚朴、陈皮、甘草组成,又取二陈汤之义,解困脾之湿,散束脾之寒,通遏脾之滞,共奏散脾胃之邪而不伤脾胃之本之效;苍术暖胃消谷,干姜温中而补土,半夏降逆而止呕,紫苏梗、焦三仙、蒲公英、大腹皮为佐,紫苏梗行脾胃之气滞,焦三仙之焦山楂、焦神曲健脾开胃,大腹皮归肺脾经,行气散邪,使补而不滞。蒲公英清热祛湿,以解内生之湿热;使以桔梗,入太阴经,共调肺脾,太阴通调,则湿邪尽去。二诊时患者症状缓解,湿邪得减,中气得补,减厚朴为 6 g,以减其除湿之力。三诊时患者舌苔黄退,去蒲公英,巩固两周。

注:小儿脾胃虚,恐有生风成慢惊之候,最宜预防。

医案二 功能性便秘

王某某,女,49岁。2021年10月10日初诊。

主诉:大便干结难解3年余。平素大便干结,数日一行,自服"芦荟胶囊",效果欠佳。刻下:大便干硬难解,如羊屎状,四五日一行,伴腹部胀满不适,时有反酸嗳气,口干稍作,口苦不甚,纳食尚可,小便色黄,夜寐如常。舌红苔黄微腻,脉弦数。

诊断:功能性便秘(便秘)。证属胃肠气滞,津亏燥结。

治则:理气行滞,宣肺通调,增液润肠。

方药:炒枳实12 g,姜厚朴12 g,玄参15 g,麦冬15 g,当归12 g,生白术20 g,百合30 g,肉苁蓉15 g,生地黄15 g,蒲公英30 g,蜜紫菀15 g,全瓜蒌30 g,槟榔15 g,炒决明子15 g。自服14剂。

二诊:时隔三月,间断服药,大便两日一行,质偏干,反酸"烧心"时作,嗳气不显,舌胖红,苔薄白,脉弦。前方去蜜紫菀,改枳实、厚朴为10 g,加紫苏梗15 g,生石膏^(先煎)20 g,荷叶15 g,干姜10 g。继服14剂。

三诊:大便日行一次,质软成形,腹胀不显,反酸未作,无口干。舌淡红,苔薄白,脉微弦。上方去生石膏、干姜,生白术、百合、蒲公英减为15 g,荷叶减至10 g。继服14剂。

随诊,诸症消。

【按语】 便秘多为慢性久病,表现为大便干结难行,基本病机为大肠传导失司,故润肠通便是治病之本,在此基础上,分其虚实,辨其气血寒热。虽言病位主要在于大肠,然涉及脾、胃、肺、肝、肾等多个脏腑,大便难者,由五脏不调,三焦不和,冷热并结故也,胃为水谷之海,主受纳腐熟水谷,小肠主液,受盛仓廪之精微,大肠主津,传化余之糟粕,胃肠之通路,凡气滞一处,均可累及上下,故胃肠气滞,令大便难也。然《石室秘录》云:"大便秘结者,人以为大肠燥甚,谁知是肺气燥乎?肺燥则清肃之气不能下行于大肠",故肺之燥热亦可传于相表里之大肠。盖人年四十而阴气自半,则阴虚之渐也。故治之当辅以滋阴润燥。便秘之人，定不可滥用泻下，急以通便，欲速不达，况虚弱之辈，辛得后门坚固，最是寿征。虽有滞涩，亦须缓治，不可图一日痛快。东垣云肾开窍于二阴，大便难者，取足少阴，肾主五液，津液润则大便如常。无论饮食失节、劳逸失度、寒温失宜、情志失调，诸病由倘若损伤胃气，耗伤真阴，以致津液亏少，为结燥，"肾恶燥，急食辛以润之，结者散之"。故便秘之治，不可一概攻下，必究其源。

该案患者为胃肠气滞兼有津亏燥结，治法当为调理胃肠气机以解其胀，滋阴补液以润其燥。方中枳实、厚朴行气通滞为君；生地黄、玄参、麦冬、当归增水行舟为臣。肺气不畅，宣降失常，则二窍不通；肺津不布，则大肠失于濡润，糟粕排出不畅。佐以瓜蒌、紫菀行肺气，通肠滞；百合走肺兼以养阴，一药而达二用，其作用平和，30 g 为宜；肉苁蓉养血润燥，善滑大肠而下结粪，舌苔微腻者加生白术较大剂量以缓脾生津通便；槟榔行气导滞；决明子润肠通便。诸药合用缓通行滞，生津润燥。药后便下得解，继而治其反酸不适，取清热健脾之法，以生石膏配紫苏梗清胃热，行胃气，辅以荷叶升清降浊，干姜辛开健脾，共调脾胃升降，复其气机，和其阴阳。二诊之后，患者症状大消，减缓泻之力，徐徐巩固。三诊诸症消，随诊施治。

注：宣肺调肠，此即属于"提壶揭盖法"之效。

医案三　功能性腹胀

黎某，男，53 岁。2022 年 9 月 7 日初诊。

主诉：上腹部胀满不适 3 个月。

患者进食油腻后上腹部胀满不适加重，口服雷贝拉唑钠肠溶片后无效，平素畏寒，既往有"胆囊结石"病史。刻诊：嗳气，偶有胃脘部烧灼感，无反酸，无恶心呕吐，无口干口苦，盗汗，纳食可，夜寐安，小便正常，大便成形，日行 1～2 次，时有欲便不得出，舌胖红，边有齿痕，苔黄腻，脉滑。

诊断：功能性腹胀（胃痞）。证属脾虚湿盛证。

治则:健脾理气,清热化湿,兼以调补阴阳。

方药:麸炒苍术 12 g,姜厚朴 10 g,陈皮 10 g,郁金 15 g,金钱草 30 g,麸炒枳壳 10 g,紫苏梗 15 g,蒲公英 15 g,酒女贞子 15 g,旱莲草 15 g,仙茅 12 g,淫羊藿 15 g,知母 12 g,当归 12 g,巴戟肉 12 g。服 14 剂。

二诊:时过 4 周,追加病史——受凉后咽部易红肿疼痛,易于感冒,舌胖红苔薄黄,边有齿痕,脉浮。原方旱莲草加至 30 g,当归加至 15 g,加泽漆 10 g、黄芪 20 g。继服 14 剂。

三诊:腹胀稍作,盗汗明显好转,四肢怕冷,余症如前,舌胖红,边有齿痕,苔薄白,脉浮数。上方去苍术,改黄芪 30 g,加桂枝 10 g。继服 14 剂,诸症消。

【按语】 "痞满"一名首先见于张仲景《伤寒论》:"若心下……但满而不痛者,此为痞"。《景岳全书》中明确说明有实痞与虚痞,实者消散之,虚者温补之。夫痞满者,非痞块之痞者,乃胸腹饱闷而不舒畅也。其基本病机当属于中焦气机不利,脾胃升降失宜。"浊气在上则生䐜胀",脾胃之病,升降尤为重要,盖脾胃为气机升降之枢纽,治当升发脾之清气,降逆胃之浊气,加之脾喜燥恶湿,胃喜润误燥,故佐以燥脾湿养胃阴。本案患者初诊辨证后当属脾虚湿盛,治宜健脾燥湿,养阴清热,调补阴阳。方选平胃散合二至丸、二仙汤。苍术燥湿健脾,厚朴苦温以去痞,下气除满,陈皮健脾理气,三药互相为用,共疗脾虚湿滞之证,痞者滞气,更加紫苏梗、炒枳壳行气消痞,佐以二至滋阴养血,二仙温阳益肾,郁金、金钱草、蒲公英之品清热利胆祛湿。诸药相合,调理周身,补而不壅,清而不寒,温不耗阴。二诊时患者诉咽部不适,以泽漆化痰利咽,增当归、黄芪补益气血之力。三诊时患者阴虚好转,热象消退,主责气虚阳甚,增益黄芪,补益脾气,以健气血生化之源,加桂枝温通经脉,湿邪尽消,去苍术。随诊诸症消散。孙师认为,治疗功能性胃肠病,寒宜温,热宜清,虚以补,实宜消,痛宜通,嘈杂宜和,津枯宜生。临床上,单纯的寒、热、虚、实现象少见,治疗也不应用一派纯寒纯热之药,本方以黄芪之大补,平胃散之消,二至丸之润,二仙汤之温,辅以清热之药,共奏调理脾胃之功。若食积中满,加焦三仙消积理气除胀;若痰膈中满,加瓜蒌仁、贝母、桔梗。

除此之外,病之日久者,虚实寒热常非独见一证,寒热错杂、虚实并存者临床多见。针对临床寒热错杂者,孙师效法仲景诸泻心汤,往往疗效颇佳。

注:治胃病不理气,非其治也。

医案四　功能性腹泻

苏某,男,47岁。2021年9月26日初诊。

主诉:患者大便不成形数年。刻下:患者大便稀溏,口黏口苦,头汗出,时有双下肢乏力,舌淡胖,苔腻微黄,边有齿痕,脉沉滑。

诊断:功能性腹泻(泄泻)。证属脾虚湿热证。

治则:健脾理气,清热化湿。

方药:党参12 g,炒白术15 g,茯苓30 g,黄芩12 g,黄连10 g,郁金15 g,酒女贞子12 g,墨旱莲15 g,砂仁(后下)5 g,煨肉豆蔻10 g,葛根30 g,仙鹤草15 g,黄芪20 g,桂枝10 g,陈皮10 g,干姜6 g,姜厚朴12 g。服14剂。

二诊:大便欠成形,矢气频,口苦口黏稍作,追问夜尿频,色黄,夹有泡沫,舌淡胖,苔腻微黄。原方基础上改剂量为女贞子15 g,墨旱莲30 g,仙鹤草30 g,干姜10 g,加炒苍术15 g,金钱草30 g,白茅根15 g,去桂枝、姜厚朴。继服14剂。

三诊:大便欠成形,晨起口苦,口黏不显,夜尿频,2~3次/夜,舌淡胖苔腻,余症同前。上方改党参为15 g,黄芪为30 g,黄连为6 g,苍术为12 g,金钱草为15 g。继服14剂。

四诊:患者大便不成形好转,小便次数较前减少,余症同前。于上方基础上加黄柏12 g,猪苓30 g。继服14剂。

五诊:大便欠成形症状好转,小便无泡沫,余症如常。上方加炒薏苡仁15 g。继服14剂。

六诊：三周后，诉大便成形，日行 2 次，有肛门潮湿感，小便正常，舌淡胖，苔白。上方减炒白术为 12 g，去白茅根，加苦参 6 g，桂枝 10 g，升麻 10 g。继服 14 剂。

随诊，诸症消。

【按语】 泄泻病慢性久病者多以虚为主。古人将大便溏薄而势缓者称为泄，大便清稀如水而势急者称为泻，现统称泄泻。胃中水谷不分，并入大肠，多因脾虚无力运化水湿，"清气在下，则生飧泄，浊气在上，则生䐜胀"，脾病者，虚则腹满肠鸣，飧泄为食不化。故泄泻无不本于脾胃，胃为水谷之海，而脾主运化，使脾健胃和，则水谷腐熟而化气化血以行营卫。"凡泻水，腹不痛者，湿也，若脾胃失常，则水反为湿，谷反为滞，气不输化则泻痢作矣。"又有《景岳全书·泄泻》曰："肾为胃关，开窍于二阴，所以二便之开闭，皆肾脏之所主，今肾中阳气不足，则命门火衰……阴气盛极之时，即令人洞泄不止也。"孙师临证过程中，所遇不乏脾胃湿热者，间或夹有阳虚畏寒者。《景岳全书》云："泄泻之因，惟水火土三气为最。夫者寒气也，火者热气也，土者湿气也。"故治以健脾清热化湿，畏寒肢冷者兼以温阳益气。本案患者为脾胃湿热夹有阳气不足之症，故方选参苓白术散合葛根芩连汤加减。方中党参、白术为君药，以健脾益气为本。葛根升阳止泻，茯苓健脾渗湿，仙鹤草一则益气补虚，二则清热解毒，黄芩、黄连清热燥湿，诸药相合，清湿热而不伤脾阳，共为臣药。佐以干姜、桂枝温阳之品，女贞子、墨旱莲滋阴养血之品，肉豆蔻、砂仁、厚朴等行气之品，补脾气而不滞脾身。再诊之时，调整方药，湿邪仍盛，尿有泡沫，加苍术增燥湿之力，白茅根、金钱草清热解毒利尿；继服后小便顽症虽减仍作，加黄柏以增清下焦湿热之力，猪苓专入膀胱经，利便除湿；大便仍欠成形，湿邪下注仍作，加炒薏苡仁以健脾祛湿。六诊之时，足以明证该患者为湿邪易侵体质，皮肤病常佐以苦参清热燥湿解毒止痒，另有一味升麻升发脾胃清阳，兼以解毒止痒。六诊过，诸症消。

注：脾土虚，湿邪蕴，湿胜则濡泄也。

医案五 神经性嗳气

朱某某,男,59岁,2022年7月24日初诊。

主诉:嗳气3月余。患者3月前无明显诱因出现嗳气,胸中郁闷,乏力,不思饮食,脘腹胀满潮热,无恶心呕吐,大便稀薄,舌暗红苔黄厚腻,脉滑数。近3月体重减轻5 kg。既往有"抑郁症、焦虑症"病史2年,长期服用"氟哌噻吨美利曲辛片(黛力新)"控制病情。

胃镜结果显示:慢性胃炎伴糜烂,Hp+(2022年5月13日沭阳县中医院);喉镜结果显示:慢性咽炎(2022年7月15日沭阳县中医院);钡餐:食管中断憩室、胃炎(2022年7月16日沭阳县中医院)。

诊断:神经性嗳气(嗳气)。证属肝郁气滞,湿热中阻。

治则:疏肝解郁,清热化湿。

方药:平胃散合柴胡疏肝散加减:麸炒苍术12 g,陈皮12 g,醋柴胡12 g,姜厚朴12 g,紫苏梗15 g,麸炒枳壳10 g,麸炒白术12 g,生地黄12 g,炒白芍15 g,生石膏30 g$^{(先煎)}$,砂仁$^{(打碎)}$5 g$^{(后下)}$,黄连6 g,槟榔12 g,党参12 g,泽漆10 g,失笑散15 g,川芎12 g,共10剂,日1剂,水煎,早晚温服。

二诊(2022年8月10日):服药后嗳气、胃脘痞胀、潮热减轻,并有饥饿感,进食有所增加,仍乏力明显,腰酸,口干,上方加黄芪15 g,女贞子12 g。共14剂,日1剂,水煎,早晚温服。

三诊(2022年9月25日):服药后嗳气症状偶有发作,脘腹胀满、潮热,乏力仍作。上方改黄芪为30 g,加茯苓15 g,当归10 g。共14剂,日1剂,水煎,早晚温服。三诊后随访,患者胸中郁闷减轻,嗳气消失,食欲增强,乏力好转。

【按语】 本病当属祖国医学"嗳气"范畴,现代医学称为神经性嗳气。嗳气最早称为"噫",首见于《黄帝内经》,其还提出了噫气的病位在心、脾,至元代朱丹溪对病名进行了规范,首次提出嗳气。在嗳气这一名词出现后,噫气有时也与嗳气并列,用以表示不同类型的嗳气。到明代,医家对嗳气的病因病机做了进一步补充和完善。清代医家则在嗳气的病因病机、鉴别诊断、辨证、治疗等方面进一步发挥,至此形成了较为完整的理论体系。嗳气病位在胃,与肝、脾、肺相关。嗳气早期以实证为主,日久损伤脾胃,中气不足,可由实转虚。脾胃素虚,复为饮食所伤,或成痰生饮,则因虚致实,出现虚实并见的复杂病机。由于肺失宣肃,肝郁气滞,肝脾不和,病久脾胃气虚,最终导致脾胃升清降浊功能失常,使胃失和降、胃气上逆。方中苍术苦辛温燥,最善燥湿健脾,柴胡辛散,发挥疏肝解郁之效;白芍养阴柔肝,防止理气药物之辛散香燥耗散肝阴;且柴胡、白芍二药伍用,一散一收,相互促进,白芍之酸敛制约柴胡之辛散,柴胡之辛散又制约白芍之酸敛,引药直入少阳之经。《本草经疏》曰:"砂仁气味辛温而芬芳,香气入脾,辛能润肾,故为开脾胃之要药,和中气之正品。"脾健则运化有常,湿无所生。加入生地黄、失笑散、川芎行气活血,清热养阴;生石膏、黄连苦寒清热燥湿,槟榔、厚朴、陈皮、枳壳、苏梗宽胸理气消胀,党参、白术合用,益气健脾,泽漆解毒散结,全方共奏疏肝解郁、清热化湿之功。二诊患者诉嗳气、胃脘痞胀,潮热减轻,纳差改善,仍乏力,此湿热之邪渐去、正气不足之症,故加以黄芪补中益气;腰酸、口干,左尺弱,属阴液亏虚,故加女贞子以养阴血。三诊患者仍脾虚,故加大黄芪用量以大补元气,并加茯苓、当归健脾调血,巩固2周。神经性嗳气与饮食、精神因素关系密切,为避免发生本病或诱发症状加重,可在遵嘱用药的同时做好以下几点:① 避免进食产气多的食物,如萝卜、碳酸饮料等。② 进食时尽可能细嚼慢咽,避免说话。③ 保持心情舒畅,家庭或工作压力较大时,要适时放松身心。④ 嗳气发作时,尽量分散注意力或采用自我控制的训练方式。⑤ 保持良好的睡眠,对于缓解精神压力有帮助。

医案六　癔球症

金某,男,49岁,2022年11月20日初诊。

主诉:咽堵、胃胀6月余。咽堵、胃胀6月余,病发于饮食不节及情志不舒。刻下:咽喉堵闷,如有物阻,咳之不出,咽之不下,胃脘部发胀,嗳气,偶有泛酸及烧灼感,食欲欠佳,大便日行2次,不成型,眠差易醒,小便正常。舌胖红,苔黄腻,脉滑。

辅助检查:胃镜结果显示食管黏膜异位,巴雷特食管,慢性浅表性胃炎伴糜烂。(2022年9月9日滁州市中西医结合医院)

诊断:癔球症(胃痞)。证属瘀阻痞结,湿热内蕴。

治则:化瘀消痞,清热利湿。

方药:葛根芩连汤合旋覆代赭汤加减:党参15 g,麸炒白术12 g,麸炒白芍15 g,茯苓15 g,紫苏梗15 g,姜厚朴15 g,麸炒枳壳10 g,葛根15 g,黄芩12 g,黄连6 g,生石膏30 g 先煎,生地黄12 g,砂仁(打碎)5 g(后下),失笑散15 g,仙鹤草15 g,广藿香12 g,醋莪术12 g,泽漆6 g,白花蛇舌草15 g,旋覆花10 g,远志10 g。共14剂,日1剂,水煎,早晚温服。

嘱其注意劳逸结合,保持心情舒畅,多食易消化之食品,忌食辛辣生冷等刺激性之品。

二诊(2022年12月4日):药后咽部堵闷及胃胀感均减轻,精神转佳,呃逆、嗳气均减轻,纳食增加,但仍偶有泛酸及烧灼感。上方加海螵蛸15 g,佛手15 g,7剂,水煎服,日1剂。

三诊(2022年12月11日):药后咽部堵闷及胃胀感大为减轻,泛酸及烧灼感消失,纳食增加,大便正常,睡眠好转。前方加陈皮10 g以加燥湿理气之力。7剂,水煎服,日1剂。继以上方加减服用2月后,咽部堵闷感基本消失,胃脘胀已止,纳食增加。

【按语】 癔球症是功能性食管疾病的一种,临床主要表现为喉部有持续或间断的无痛性团块或异物感,吞之不下,吐之不出,而没有吞咽困难或吞咽疼痛的症状。本例患者有咽喉部堵闷,此病又称为梅核气,一般表现为咽中如有物阻,咳之不出,咽之不下,多由情志不舒、气机不畅所致。一般女性多于男性,从临床观察,有些慢性胃炎伴有气机阻滞的患者梅核气的发病率较高。张仲景《金匮要略·妇人杂病脉证并治二十二》中用半夏厚朴汤治疗的妇人咽中如有炙脔,其中炙脔就是梅核气一类的病症。梅核气发病与情志关系密切,主要病位在肝,涉及肺、脾、肾三脏。其基本病机为肝气郁滞,津液输布失常,积聚成痰,痰气互结于咽喉。病理因素与痰、气、湿、热、虚有关,各因素可相兼存在,互为因果。根据四诊辨证,本患咽部堵闷及胃胀,证属痰阻痞结,湿热内蕴。故化痰消痞、清热利湿治疗两月后,咽部堵闷感基本消失,胃脘胀已止,纳食增加。方中旋覆花下气降逆;紫苏梗、厚朴、枳壳、砂仁合用理气消痞;党参、白术、茯苓益气健脾;炒白芍清肝泄热;葛根外解肌表之邪以散热,并能升发脾胃清阳之气;黄芩、黄连之苦寒以泄热开痞;生石膏清热利湿;生地黄、失笑散、莪术、白花蛇舌草行气活血,清热养阴;仙鹤草健脾燥湿;藿香行气化湿;泽漆解毒散结;茯、神兼具安神催眠之功;诸药合用则咽部堵闷及胃胀等症可愈。二诊症状大减,但须加强清理胃中酸浊之气,故加海螵蛸、佛手以加强制酸和胃、行气消胀之功。三诊瘀滞在化,湿热渐退,说明化痰消痞、清热利湿之治法甚合病机,前方加陈皮以加燥湿理气之力。孙师指出,梅核气患者,往往具有多种情绪障碍,疾病的久治不愈,更加重了患者的疑病、恐病心理,形成恶性循环,故治疗中应关注患者的心理健康。所谓"怡情易性",就是要消除患者的疑虑,克服心理低潮和身心失调,进入情绪稳定、心态平静的良好状态;激发其内在动力,使患者心情舒畅,主动寻求欢乐喜悦的生活境态:自我解脱,精神放松,这样才有利于康复。

医案七 功能性消化不良

张某某,女,65岁,2022年10月9日初诊。

主诉:上腹胀间作2年余。患者近2年来反复上腹胀,餐后尤甚,有时胃脘隐痛,嗳气,反酸,"烧心"时作,尿频,下肢凉,大便日行一次,不成形,心烦,夜难寐,脉弦,尺弱,苔黄白,少津。

既往史:无其他系统慢性病史,无肝炎、结核等传染病史。

辅助检查:胃镜结果显示浅表萎缩性胃炎,Hp(＋)。西医诊断:中度慢性浅表性胃炎伴肠化。(2021年10月5日南京高淳人民医院)

诊断:功能性消化不良(胃痞)。证属脾阳不振,肝气郁结。

治则:调中理脾,疏肝理气。

方药:生地黄15 g,生石膏30 g^(先煎),紫苏梗15 g,姜厚朴10 g,太子参15 g,炒白术12 g,炒白芍15 g,茯苓15 g,郁金15 g,金钱草15 g,槟榔10 g,葛根15 g,炒枳壳10 g,砂仁5 g^(后下),炒酸枣仁30 g,柴胡12 g。共14剂,日1剂,水煎,早晚温服。

二诊(2022年10月23日):痞满减,胃痛未犯,腹胀减;心烦减,寐可,易疲累,夜尿3次。脉细弦,苔薄黄。上方去砂仁,加益智仁6 g。7剂,水煎服,日1剂。

三诊(2022年10月30日):痞满轻,胃痛未犯,腹胀微,嗳气减,脚凉减,夜尿减,心情佳,寐可,精神好转,大便偏软,矢气多,舌淡红,苔薄黄,脉弦细。上方去生石膏,加木香4 g、黄连4 g。7剂,水煎服,日1剂。

四诊(2022年11月6日):胃无不适,寐佳,腹胀除,大便成形,脚转温,夜尿2次,舌淡红,苔薄白,脉缓。上方去木香,加丹参30 g。7剂,水煎服,日1剂。

五诊(2022年11月14日):诸症改善,胃不适两周未犯,脚温,夜尿一次,纳寐佳,舌淡红,苔薄白,脉缓。上方生地黄加至30 g。7剂,水煎服,日1剂。

【按语】《内经·素问·上古天真论》云:妇人五七始衰于阳明,至七七任脉虚,太冲脉衰少,天癸竭。阐述了中老年妇人从脾及肾之整个发展过程。若妇人七七后,在脾肾不足时,更容易受到七情所困,被肝木所乘。本案患者,肝木偏旺,脾肾不振,导致气机不通,中焦堵塞,发为痞满。故宜调中理脾,调中理脾,疏肝理气。药用柴胡、白芍一散一敛,能疏肝解郁以治肝用之不达,又能柔肝益阴以补肝体;郁金、紫苏梗、枳壳、槟榔理气疏肝,协柴胡以疏肝解郁,又善除腹胀;砂仁、厚朴辛温,能理气除痞;生石膏清泄火热除烦;金钱草利湿解毒;槟榔、酸枣仁养心益肝,宁心安神;葛根升阳布津,激发脾胃生机;太子参健脾益气;炒白术、茯苓健脾益气利湿;生地黄清热养阴生津。二诊痞满减,胃痛未犯,烦减,可见气机稍畅,中焦始运,郁热略减,但夜尿稍多,属脾肾阳虚,故又加益智仁去砂仁,以加强温肾固泄之效。三诊痞满轻,腹胀微,嗳气减,属气机通,中焦升降得序,但大便偏软,偶腹胀肠鸣,而舌苔薄黄,属湿邪在下,余热未清,故去性滑之生石膏,以香连丸理气清热,固肠止泻代之。四诊患者胃无不适,腹胀除,大便成形,脚转温,寐佳,属郁热已清,脾阳渐复,去木香,恐多用生燥,加丹参养血调经。五诊诸症改善,胃不适两周未犯,脚温,寐佳,可见病趋痊愈,故增生地黄之量,以巩固滋阴生津之疗效。孙师善于治疗上热下寒之证候,认为此证,与中焦堵塞、气机壅滞、升降失常有关。《金匮要略·水气病脉证并治》曰:"阴阳相得,其气乃行,大气一转,其气乃散。"孙师认为"大气"一词,实为中焦脾胃之气,疾病出现阴阳失调,多因中焦气机升降失序,使气郁于里,气血不能输布四肢。上热下寒也是阴阳失调的一种表现,故在清上温下同时,宜适当调中,才是合理的治疗方案。

六、恶性肿瘤及术后康复
医案四则

王霞　刘芷钰　李红艳

医案一

瞿某,男,83岁。2021年12月5日初诊。

主诉:食欲不振1年。症见1年前无明显诱因出现食欲不振,胃脘部胀痛,口干,曾服中药散剂后,腹泻间作,体重减轻20余斤。平素神疲乏力,怕冷,大便日行4～5次,量少,夹有食物残渣。舌淡,苔白腻,脉虚弱。

中医诊断:胃癌。证属气阴两虚证。西医诊断:胃原位癌。

治则:四君子汤为主方加减。

方药:生黄芪50 g,太子参15 g,炒白术12 g,茯苓15 g,女贞子15 g,当归12 g,炒白芍12 g,生地黄12 g,仙鹤草15 g,莪术15 g,鸡内金10 g,焦山楂12 g,焦六神曲12 g,白花蛇舌草15 g,生山药15 g,砂仁5 g,炒薏苡仁15 g,木香12 g,陈皮10 g,槟榔10 g,乌药10 g,紫苏梗12 g。共14剂,日一剂,水煎,早晚温服。

二诊:患者症状较前好转,但仍食欲不振,时有口干。上方去槟榔、乌药、紫苏梗,加炒稻芽15 g、炒麦芽15 g、北沙参15 g、墨旱莲15 g、干石斛15 g。继服14剂。

【按语】　本案中,在治疗时一方面当健脾消食和胃以治其标,药用鸡内金、焦山楂、焦六神曲、生山药、砂仁、炒薏苡仁、陈皮;另一方面当滋阴益气健脾以治其本,药用生黄芪、太子参、炒白术、茯苓、女贞子、当归、炒白芍、生地黄、木香、槟榔、乌药、紫苏梗。

二诊患者症状较前好转,但仍食欲不振,时有口干。因此当加强滋阴健脾、消食和胃,考虑患者年老且久病,久病及肾,故上方去槟榔、乌药、紫苏梗,加炒稻芽、炒麦芽、北沙参、墨旱莲、干石斛。

癌病是发生于五脏六腑、四肢百骸的一类恶性疾病。多由于正气内虚、感受邪毒、情志怫郁、饮食损伤、宿有旧疾等因素,使脏腑功能失调、气血津液运行失常,产生气滞、血瘀、痰凝、湿浊、热毒等病理变化,蕴结于脏腑组织,相互搏结,日久积渐而成的一类恶性疾病。

远在殷墟甲骨文中就有关于"瘤"的记载。《说文解字》:"瘤,肿也,从病,留声。"《圣济总录》说:"瘤之为义,留滞不去也",对瘤的含义作了精辟的解释。对癌病的病因病机多认为是由于阴阳失调、七情郁结、脏腑受损等,导致气滞血瘀,久则成为"症瘕""积聚",如《诸病源候论·积聚病》说:"诸脏受邪,初未能成积聚,留滞不去,乃成积聚。"明·张景岳《景岳全书·积聚》说:"凡积聚之治,如经之云者,亦既尽矣。然欲总其要,不过四法,曰攻,曰消,曰散,曰补,四者而已。"对积聚之治法作了高度概括。《医宗必读·积聚》所说:"积之成者,正气不足,而后邪气踞之。"久病体衰,正气亏虚,气虚血瘀,或生活失于调摄,劳累过度,气阴耗伤,外邪每易乘虚而入,客邪留滞不去,气机不畅,终致血行瘀滞,结而成块。病理属性总属本虚标实。多是因虚而得病,因虚而致实,是一种全身属虚、局部属实的疾病。初期邪盛而正虚不显,故以气滞、血瘀、痰结、湿聚、热毒等实证为主。

胃癌是起源于胃黏膜上皮的恶性肿瘤,属于中医的"噎膈""反胃""伏梁""症积"等范围。其病机为本虚标实,本虚以脾胃虚弱、气阴不足为主,标实以血瘀、热毒、痰湿等为主,治疗当以益气健脾、活血化瘀、清热解毒为主。

孙师认为:患者为老年人,脾胃功能虚弱,因此运化无力,故而食欲不振,体重下降,脾气虚弱,升降失司,乃神疲乏力,腹泻,脾阳虚则无以温煦,故而怕冷,完谷不化。病变日久,阳损及阴,容易导致气阴两虚。选用四君子汤为主方加减以益气扶正,加紫苏梗、陈皮理气化湿,生地黄益胃养阴,同时防过用温燥;同时选用白花蛇舌草、女贞子等现代药理学研究有抗癌作用的中药,同时选用女贞子作为扶正培本类药物,可以提高机体免疫功能,一直用于肿瘤病人化疗的辅助药物,减轻放化疗的毒副作用,稳定机体内环境,延长生存期;白花蛇舌草不仅能抑制肿瘤细胞增殖,还能提高免疫细胞的活性,进而使机体免疫水平提高。

医案二

徐某某,女,38 岁,2023 年 3 月 11 日初诊。

主诉:胃脘部胀满不适 2 月余。症见胃脘部嘈杂反酸,口干口苦,矢气频,肠鸣音亢进,大便易溏,时有排便不尽感,夜寐差,易早醒,平素乏力,齿痕舌,色暗红,有瘀点,苔白腻,脉沉微细。既往有"幽门螺杆菌感染"病史。胃镜结果显示:慢性萎缩性胃炎伴糜烂、胃黏膜异位。胃镜病理:"胃窦"中重度慢性浅表-萎缩性胃炎,活动性,伴肠上皮化生(1+)。

诊断:慢性萎缩性胃炎(胃痞病)。证属气虚血瘀证。

治则:行气健脾,活血化瘀。

方药:四君子汤为基础方加减:黄芪 30 g,女贞子 12 g,党参 12 g,炒白术 12 g,茯苓 12 g,紫苏梗 15 g,姜厚朴 10 g,炒枳壳 10 g,黄连 6 g,生地黄 12 g,生石膏 15 g,仙鹤草 15 g,槟榔 10 g,墨旱莲 15 g,桂枝 10 g,当归 12 g,郁金 15 g,葛根 15 g,莪术 12 g,炒白芍 15 g,砂仁 6 g,共 14 剂,日一剂,水煎,早晚温服。

二诊:患者胃脘部嘈杂,反酸减轻,仍有口干口苦,矢气频,晨起口黏,偶有腹胀,畏寒肢凉,疲劳乏力,舌暗苔白腻,脉沉。上方黄芪加量至 45 g、党参 15 g、厚朴 12 g、仙鹤草 30 g、桂枝 12 g,去墨旱莲、莪术,加木香 10 g、川芎 15 g。共 14 剂,日一剂,水煎早晚温服。

三诊:患者胃脘部嘈杂反酸基本消失,无口干口苦,偶有腹胀,仍有口黏嗳气,矢气频,间有疲劳乏力,夜寐差,易早醒,舌淡苔白腻,脉细。上方去黄连、生地黄、生石膏、仙鹤草、槟榔、桂枝、当归、郁金,茯苓改为15 g,厚朴改为15 g,郁金改为20 g,川芎改为30 g,加红花12 g、木瓜15 g。三诊之后随访患者诸症均解。

【按语】 目前,胃癌的发病率和死亡率在我国恶性肿瘤中居第一位。已经证实,胃癌的发生一般从慢性胃炎经过萎缩、肠上皮化生和异型增生过程,最后到胃癌。多项研究表明:慢性萎缩性胃炎检出率与胃癌病死率呈正相关,肠化生与胃癌的发病呈正相关,可见胃癌前病变与胃癌的发生密切相关。胃癌前病变包括慢性萎缩性胃炎并伴有肠上皮化生异型增生这一病理状态,其中重度不典型增生及不完全性肠化生具有明显的癌变倾向。临床实践表明:中医药通过增强胃黏膜屏障,调节胃肠运动,阻止胆汁反流,抗 Hp 感染,调节免疫功能,影响蛋白质或基因表达等作用,可促使萎缩腺体恢复,异型增生和肠化消退,显示了较好的发展前景。

胃癌前期病变属中医学"胃痞""胃痛"范畴,其病因为禀赋不足,素体脾胃虚弱;或饮食不节,损伤脾胃,如《内经·素问·痹论》云:"饮食自倍,肠胃乃伤";或抑郁恼怒伤肝,横逆脾胃,如《类证治裁·痞满》云:"暴怒伤肝,气逆而痞。"脾胃为后天之本,气血生化之源,"内伤脾胃,百病由生"。在本病发生、发展的过程中,饮食不节、情志失调、劳倦过度,则损伤脾胃,脾胃受戕,运化不力,生化无权,气血俱虚,胃体失养。清代叶天士指出:"病初气结在经,病久则血伤入络。"胃病之为病,病程长久,迁延不愈,终致气血阻滞胃腑,使胃络瘀阻,所谓"久病必瘀""久痛入络"。局部表现为黏膜循环障碍,缺血、缺氧,日久可致腺体萎缩、肠化、增生甚至恶变。

胃镜检查显示黏膜变薄,色泽苍白,颗粒增生,黏膜下血管显露,以及患者血液流变性异常和微循环障碍,说明胃癌前期病变重要的病理改变是胃黏膜瘀血。且胃癌前期病变由于病情反复,久治不愈,患者不同程度上存在肝气郁结,肝失疏泄则影响脾胃的运化,而致湿聚中焦,日久化热,便成湿热蕴中;或由于饮食不节,嗜食肥甘厚味或辛辣之品,积湿生热;或由于脾虚气滞,运化失司,水谷不化精微而反生湿浊,日久化热,由虚致实,而致脾虚湿热。因此,可以认为虚、热、瘀存在于本病的全过程,脾虚瘀热是本病的病机关键,治疗上当以益气清热活血为大法,补、清、消合用,消补兼施,气血同调,标本兼顾。多数医家在治疗胃癌前期病变时,考虑到有因瘀致虚、湿热内阻等因素,大都在辨证施治的基础上,普遍性选入活血化瘀或清热之品;或者根据其病理改变针对性地加入活血通络药、清热药,如有肠腺化生者,加入莪术、白花蛇舌草、八月札等,对胃黏膜充血水肿、红白相间、炎症明显者,加入黄芩、黄连等,抗Hp感染。因此,益气清热活血法是治疗胃癌前期病变的重要治法。

孙教授认为气虚血瘀热郁是萎缩性胃炎、胃癌前病变的病机关键,是胃黏膜多步骤癌变的主要环节。方选四君子汤为基础方加减,黄芪、白术补虚扶正,益气健脾,治疗脾虚之本,黄连、生石膏清胃中湿热。莪术化瘀软坚、消瘤抗癌而不伤正。葛根养阴生津止泻,仙鹤草收敛止痢,党参、茯苓益气健脾,协同使用可增强黄芪益气之力;黄连清热燥湿,仙鹤草清热化湿,砂仁温中化湿,三者配伍则中焦湿邪可化;仙鹤草清热化湿、活血,白芍敛阴和营,槟榔、厚朴、炒枳壳理气健脾,患者夜寐差,则以郁金解郁安神,畏寒肢凉,桂枝温阳化气。以上诸药配伍,气血同调,寒凉并用,升降协调,健运相济,生化无穷,既能济本,又能攻邪,共奏补气生血、活血通络、改善微循环之功,并调动机体内部防御系统功能,增强胃黏膜的免疫力,阻断胃癌前期病变的发展,促进肠化、异型增生的康复。二诊患者出现口黏嗳气,腹胀,上方加用木香行气健脾,调中导滞,川芎辛温升散,为"血中气药",可活血行气。三诊患者仍口中黏腻,加用木瓜和胃醒湿,红花活血化瘀。现代药理学研究表明,黄芪能促进蛋白质的合成和能量代谢,营养濡润胃黏膜,保护胃腺体,促进癌前细胞的凋亡,和免疫增强、抗肿瘤、抗氧化、清除氧自由基的作用。白术具有免疫增强、免疫调节、抗氧化的作用,能提高机体抗肿瘤反应能力及对瘤细胞的细胞毒作用。莪术的抗癌有效成分为榄香烯乳,能直接杀伤肿瘤细胞,诱导细胞凋亡。

医案三

殷某某,男,70 岁,2023 年 1 月 16 日初诊。

主诉:食道癌术后 1 年余,反胃 3 月。患者 2021 年 12 月因食道癌就诊于江苏省肿瘤医院,后行食道腔镜微创手术,术后病理结果未见,具体不详。术后未予特殊治疗。3 月前进食后出现反酸"烧心"感,嗳气频发,伴心前区不适感,平卧时症状加重,恶心欲呕。时有胸闷,气短懒言,咳嗽咳痰,痰白质黏难咯,耳鸣,不知饥饿感,食不知味,无吞咽困难,夜寐安,矢气频发,大便难解,小便频。查体:唇色暗红,爪甲色偏淡,舌暗,苔黄腻,脉细弱。既往有"高血压"病史。

中医诊断:虚劳类病正虚痰瘀夹热证。西医诊断:食管肿瘤术后。

治则:益气健脾,化痰清热。

方药:半夏厚朴汤、旋覆代赭汤、左金丸加减:姜厚朴 20 g,紫苏梗 20 g,旋覆花 10 g,法半夏 10 g,酒黄芩 12 g,黄连 6 g,仙鹤草 15 g,党参 15 g,麸炒白术 12 g,麸炒白芍 15 g,茯苓 15 g,焦山楂 12 g,焦六神曲 12 g,麸炒枳壳 10 g,槟榔 12 g,木香 12 g,生石膏 15 g,泽漆 10 g,粉葛根 15 g,乌药 12 g,砂仁 6 g,生黄芪 15 g,酒女贞子 12 g。共 14 剂,日一剂,水煎,早晚温服。

二诊:患者诉嗳气不显,无明显"烧心"感,但进食后仍稍有反酸,纳食尚可。咳嗽咳痰仍作,痰白质黏。舌暗红,苔白腻,脉弦。上方加陈皮 10 g、香附 10 g,法半夏改为 15 g,生石膏改为 10 g,去乌药。共21 剂,日一剂,水煎,早晚温服。

三诊:患者反酸不显,纳食好转,上述诸症好转,但仍时有疲劳乏力,舌淡苔白稍腻,脉弦细。上方去旋覆花、泽漆、山楂、六神曲,改生黄芪为 20 g。再予 21 剂,后复查胃镜结果显示:食管癌术后。

【按语】 本案当属中医虚劳类病范畴,现代医学属"食管肿瘤术后"。食管肿瘤术后,由于食管清除能力下降和抗反流屏障的消失,防御机制减弱。同时,手术易损伤双侧迷走神经干,使食物、药物更易引起反酸、嗳气等一系列症状。《2017版NCCN癌因性疲乏临床实践指南》指出,肿瘤病人病程中及术后出现的精力下降、注意力不集中、耐久力下降、虚弱等症状属癌因性疲乏症。从中医的角度来看,癌病患者术后出现的乏力、气短懒言、纳差等症状可归属于虚劳病之范畴。中医药在肿瘤与虚劳病的治疗中有着丰富的临床实践经验。虚劳之名始见于《黄帝内经》,又称"虚""损",常见于慢性疾病后期所出现的气血阴阳的亏损。从中医病机的角度分析,患者在进行癌病手术等相关治疗后,尽管从一定程度上控制了病情,但也会损伤人体正气,导致气血阴阳的虚衰,从而引起虚劳的一系列病症。对于本案患者来说,手术大量损伤正气,则气短懒言、食不知味。气虚血滞,引发浊气不降,清气不升,浊气碍胃,表现为反酸"烧心"、嗳气等胃肠道症状。患者素有痰瘀内停,或因手术创伤导致肺脾功能失调,水液停聚日久成痰,术中出血留积成瘀,导致咳嗽咳痰。基本病机为正虚痰瘀夹热。

方中以姜厚朴、半夏为君,《药性论》中记载,半夏可"消痰涎,开胃健脾,止呕吐",其辛温入胃,降逆和胃散结,研究表明其含有的生物碱具有镇咳祛痰作用,同时半夏还可促进胃肠蠕动。姜厚朴苦辛温,下气除满、燥湿消痰,现代药理研究表明其可以增强胃平滑肌张力,促进胃肠道的排空。旋覆花具有降气化痰、平喘止咳之效,紫苏叶理肺疏肝,共为臣药,可助半夏、厚朴化痰散结之功。患者自诉乏力,生黄芪大补元气,《本经逢原》曰:"黄芪,宽中益气,使五脏调和,肌肉充盛,骨髓强坚,皆是补阴之功。"仙鹤草可兼顾补虚之功,同时合以党参、白术、茯苓健脾益气,以增强黄芪益气之力。枳壳、槟榔理气健脾。白芍有养血敛阴之效,佐以黄芩及少量黄连以活血行气燥湿。生石膏用量较日常用量减半,清胃火制酸的同时又不会过度耗伤气阴。浊气碍胃,以木香、乌药行气宽中,调畅气机。水液停聚,予砂仁化湿和胃,泽漆辛苦性寒,可化痰止咳。患者食不知味,佐以焦楂曲健脾开胃,行气消胀。二诊患者"烧心"感较前好转,减生石膏用量。咳嗽咳痰仍作,加予陈皮,加大法半夏用量,寓以二陈汤燥湿化痰、理气和中之意。三诊患者咽部不适感消失,无明显反酸,去泽漆、旋覆花。纳食好转,去楂曲消食和胃。脾虚乏力仍在,当为元气不足,加大生黄芪用量以补脾气,增强机体免疫力。

《内经·素问·示从容论》曰:"夫伤肺者,脾气不守,胃气不清。"脾以升为顺,肺、胃以降为顺,三者共同维系气机升降出入的平衡之态,脾胃安则肺气宣。故针对本案患者,在益气健脾的同时,应以调畅气机升降,则诸病自除。

医案四

岳某某,男,41岁,2021年9月12日初诊。

主诉:发现贲门癌3月余。患者诉咽部干,喉中如有异物感,无明显反酸嗳气,无腹胀腹泻,无咳嗽咳痰,大便偏干,每日1行,寐尚可。舌胖,苔薄白,脉沉细。辅助检查:(2022年2月11日江苏省人民医院)胃镜病理:窦小:慢性浅表性炎,轻度;体前息肉:符合胃底腺息肉贲门疤痕旁;伴鳞状上皮增生。

中医诊断:胃癌气阴两虚证。西医诊断:贲门恶性肿瘤。

方药:八珍汤合增液汤加减:党参12 g,生白术15 g,姜厚朴15 g,炒苍术12 g,茯苓30 g,醋莪术12 g,蒲公英15 g,白花蛇舌草15 g,百合15 g,酒女贞子15 g,泽漆10 g,玄参15 g,陈皮10 g,黄芪30 g,当归12 g,丹参15 g,墨旱莲15 g,黄柏10 g,砂仁5 g,木蝴蝶5 g,紫苏梗12 g。共14剂,日一剂,水煎,早晚温服。

二诊:症同前。原方加生地黄12 g。继服。

三诊:患者诉咽干、异物感较前好转,大便日行2次,近期体重增加3斤。上方去百合。继服。

四诊：大便较前稍干燥，睡眠时间偏短。辅助检查：(2023年2月11日江苏省人民医院)电子胃镜结果显示：贲门ESD(内镜下黏膜剥离术)术后；慢性胃炎。予加百合30 g，炒酸枣仁15 g，继服。诸症不显。

患者守方治疗至今，随访迄今，期间多次复查无复发转移，末诊2023年3月19日。患者无明显症状。

【按语】 胃癌虽病在脾胃中焦，然关乎上、中、下三焦，多为顽痰、瘀血、气滞、热郁等病理因素。孙师临证注重理气化痰、活血养阴，然强调应首先明确疾病性质，对于器质性不良病灶首选早期手术治疗。胃癌虽为局部肿物，却不能脱离整体环境，现代医学的手术、放化疗、靶向药物等治疗措施，主要针对的是局部病灶。但大多患者经过手术后，耗伤元气，戕伐脾胃，使脾胃受损，运化失常，气血乏源，导致虚者更虚，故患者多有神疲乏力、食欲不振、便溏、消瘦等脾虚症状体质亏虚，如仍继续予以化疗、靶向等治疗，多导致患者不能耐受，毒副反应严重，容易出现全身不适之症。胃乃六腑首位，为传送水谷之通道，以通为用，以降为顺，喜润而恶燥。胃失通降，则生胃脘痛、腹胀、便秘、呕吐、呃逆、嗳气等症状，郁滞日久，有形之物结于胃脘之中，形成肿瘤之重症，《圣济总录》云："瘤之为义，留滞不去也。"三焦者，水谷之道路，气之始终也。张锡纯提出"人生之气化以三焦部位为纲"，三焦气化作统领脏腑之间的气血津液的运行。三瘀阻滞三焦，气化失常，气血津液不能正常代谢，形成气郁、痰瘀、血瘀等病理产物，进一步阻滞三焦。三焦长期阻滞，容易累积形成癌毒，癌毒又极易耗损气血津液。癌毒可阻滞三焦通道，妨碍气血津液的运行，又可随气血借三焦通道，流窜于脏腑经络之中。故中医治疗要注重益气活血，扶正祛邪。对于三焦不利，治以"化上焦之痰，运中焦之气，益下焦之火，俾得三焦各司其权"。本案患者致病之初源于三焦不利，气机阻滞，久则必化热，热郁则耗伤津液，日久病入于胃络。胃癌属血瘀者十有八九，其瘀之重者,非当时兼用治瘀血之药不能愈,其瘀之轻者,但用开胃降逆之药,瘀血亦可消散,故病易愈。四诊合参,治以益气养阴,活血解毒。方中党参益气扶正,陪护正气,为君药。苍术、茯苓燥湿化痰,蒲公英、蛇舌草清热解毒;莪术、当归、丹参活血行气,为臣药。佐以厚朴、紫苏梗、砂仁行气消滞,泽漆、木蝴蝶转治咽喉不利。三诊患者症状逐渐恢复,继增活血养阴之力,取酸枣仁兼以安神,百合养血滋阴兼顾安神。

七、内科杂病
医案四则

罗超　汝晨晗　王琦琳

医案一

吴某某,女,45 岁,2022 年 4 月 10 日初诊。

主诉:咽喉不适时作 1 年余。症见咽部不适,喉中有异物感,舌尖烧灼性疼痛伴舌体干涩,上腹部饱胀感明显,排便不畅,大便不成形,日行 1 次,夜寐可,舌暗红,苔白腻,脉数。

中医诊断:梅核气(上热下寒证)。西医诊断:灼口综合征。

方药:清胃散合竹叶石膏汤加减:生地黄 12 g,生石膏 30 g,升麻 12 g,牡丹皮 12 g,当归 12 g,黄连 6 g,泽漆 10 g,炒栀子 10 g,茯苓 30 g,炒白芍 15 g,麸炒白术 12 g,太子参 15 g,木蝴蝶 5 g,仙鹤草 15 g,葛根 15 g,砂仁 5 g,炙甘草 5 g,淡竹叶 6 g,酒女贞子 12 g,墨旱莲 15 g。共 14 剂,日一剂,水煎,早晚温服。

二诊(2022 年 4 月 30 日):患者喉中仍有异物感,舌体灼痛较前缓解,舌体干涩仍作,上腹部饱胀感同前,伴排便不畅,大便不成形,日行 1 次,夜寐可,舌暗红,苔白腻,脉数。上方去牡丹皮,麸炒白术改为 15 g,加黄芪 15 g、川芎 12 g、紫苏梗 12 g、党参 15 g。

三诊(2022 年 5 月 20 日):患者喉中异物感较前好转,舌尖烧灼性疼痛仍作,舌体干涩,受凉后咽部不适加重伴咳嗽,时感乏力,大便次数多、单次量较少,夜寐可,舌暗红,苔白腻,脉数。上方去木蝴蝶、麸炒白术、炙甘草,黄连改为 10 g,墨旱莲改为 30 g,加麸炒苍术 15 g、姜厚朴 12 g、广藿香 12 g。

三诊后随访，患者诸症均解。

【按语】 本案当属中医"梅核气"范畴，西医对应病名为"灼口综合征"，以咽喉部位局限性黏滞感为主要临床表现，如含一枣核梗塞于咽喉，咳之不出、咽之不下，但仅影响感觉与功能，并未发现实际器质性损伤。孙师认为梅核气是由情志所伤，肝失疏泄，胃火旺盛，肝胃不和，气机阻滞，交结于咽所致；火性炎上，胃火上泛干扰心脉，而心开窍于舌，故舌尖烧灼感疼痛伴舌体干涩；胃火亢盛，热蕴中焦，运化失常，故上腹部饱胀感显著；热浮于上，上热下寒，脾胃运化不利，排便不畅或不成形，故梅核气患者的主要症状除咽梗之外，还易伴有不欲饮食、胸闷心悸、健忘多梦等症。孙师认为梅核气是胃有积热，循经上攻，凝结于咽所致，胃为多气多血之腑，胃热每致血分亦热，血热伤津耗气，故症见喉中有异物感，舌尖烧灼性疼痛伴舌体干涩，脉数，方选清胃散，可清胃凉血、生津败火。合用竹叶石膏汤，缘于孙师认为胃火日久，余热未清，气阴两伤，易致胃气不和。正如《温热论》有言："恐炉烟虽熄，灰中有火也。"气耗腠理失固，致阴津受损，故见舌体干涩喜饮；余热内扰，上干于胃，胃失和降，故见气逆胀腹，排便不畅。

二诊时，患者舌体灼痛较前缓解，上腹部饱胀感同前伴排便不畅。孙师认为是热扰中焦，气阴俱损，脾胃升降失常，故加大麸炒白术用量以补气健脾，燥湿利水，并加用紫苏梗理气宽中，以减轻上腹部饱胀感明显、排便不畅的症状；而对于大便不成形，孙师加用黄芪、川芎补气行气，以助脾胃运化恢复，此举属对症用药；针对舌体干涩喜饮，孙师加用党参治疗气津两伤所致气短口渴，其与上述白术配伍，亦有健脾益气、补充中气不足之功。

三诊时，患者脾胃功能较前好转，故孙师去疏肝和胃之木蝴蝶、健脾和胃之白术及补脾益气之甘草，而加大黄连用量以泻火解毒，并加大墨旱莲用量以清热凉血，专解咽喉血热之毒；另因患者时感乏力，大便次数多、单次量较少，加用麸炒苍术以燥湿健脾，并与姜厚朴、广藿香合用以行气消积,芳化湿浊,治疗湿阻中焦证,以力求减少大便次数,同时化湿发表,治暑天外感风寒而致恶寒发热、咽痛咳嗽等症。三诊后随访,患者诸症均解,可见孙师治疗思路明智之处,可供同道借鉴学习。

医案二

鲍某某,男,22岁,2022年4月16日初诊。

主诉:心慌间作半年余。患者大半年前因长期待业出现心慌症状,间歇性发作,情绪焦虑,夜间须饮酒辅助入睡,食欲欠佳,大便较前不成形,形体偏瘦。舌淡红,边有齿痕,苔白微腻,脉沉细数。辅助检查:心电图结果显示窦性心动过速。

中医诊断:心悸(虚实夹杂证)。西医诊断:心律不齐。

治则:调补阴阳、安神定悸。

方药:桂甘龙牡汤、参仙汤加减:醋北柴胡15 g,桂枝12 g,煅龙骨30 g,煅牡蛎30 g,炒白芍15 g,党参12 g,炒白术20 g,茯苓30 g,炒酸枣仁30 g,合欢皮12 g,炒鸡内金10 g,焦山楂15 g,焦六神曲15 g,仙鹤草30 g,酒女贞子12 g,墨旱莲30 g,炙甘草10 g,炙黄芪20 g,粉葛根15 g,当归12 g,灵磁石30 g。处方14剂,每日一剂,400 mL水煎,早晚餐后温服。

二诊:患者心慌仍作,情绪焦虑,时感烦躁,入睡困难,并伴有潮热,无明显盗汗,口气臭秽,纳食仍偏少,大便偏稀,每日1次,形体偏瘦,无明显神疲乏力,无头晕目眩,舌淡红,边有齿痕,苔白微腻,脉沉细数。遂于上方去黄芪、女贞子,北柴胡改12 g,党参改15 g,合欢皮改20 g,炙甘草改6 g,加远志12 g,连翘12 g,继予14剂。

三诊:患者症状均较前改善,仍时感烦躁潮热,手足心发热出汗,偶感胸闷,夜寐一般,大便较前好转,舌淡红,边有齿痕,苔白,脉沉细数。上方去葛根,柴胡改10 g,炒白术改15 g,加黄连6 g、紫苏梗12 g,继予14剂。

四诊:患者心慌、焦虑烦躁症状较前明显好转,纳寐尚可,大便次数较前增多,日行5次,面部痤疮多,舌胖红,苔薄黄,脉弦细而数。上方基础上去酸枣仁、灵磁石、鸡内金、远志、连翘,黄连改为10 g,合欢皮改为15 g,另外加炙黄芪20 g、葛根15 g、金银花12 g、野菊花15 g、石榴皮15 g、炒麦芽15 g,继予14剂。

　　四诊之后随访,患者诸症均解。

　　【按语】　本案中患者以心慌不适为主诉,并伴有情绪焦虑、失眠、胸闷气短等症状,辨证当属中医"心悸"范畴,现代医学上可对应心律失常论治。心悸的病名首见于汉代张仲景之《伤寒论》,据统计书中涉及"心悸"的条文有18条,方剂达14付,如桂枝甘草汤、炙甘草汤、柴胡加龙骨牡蛎汤、桂枝甘草龙骨牡蛎汤等,这些方剂至今仍在临床上获益甚多。心悸的病因包括素体亏虚、情志失调、饮食劳倦、外邪侵袭、药毒所伤等;病位主要在心,涉及肝、脾、肾、肺;病性有虚实两个方面,虚者为气血阴阳亏损,心神失养而致,实者则多为痰火、水饮、瘀血等阻滞血脉,心脉不畅而致。而虚实之间又可互相转化,实证日久可损伤正气,出现气血阴阳亏损之虚证表现,虚证日久亦可导致气血运行不畅而兼有实证表现,故心悸在临床上常常表现为虚实夹杂之证。结合该患者病史及四诊,孙师认为其平素饮食调摄失宜,故气血阴阳亏损,心神失养在前,加之近来生活工作不顺,情志不遂而肝气郁结,上扰心神,心神动摇,不能自主而动悸;而肝病可进一步传脾,木郁土虚,脾气亏虚,又表现出食欲欠佳,大便偏稀等症状,脾不生血,心血不足,又进一步加重心悸,形成恶性循环。故治疗原则以调补阴阳、安神定悸、顾护脾胃为中心,孙师选用《伤寒论》中桂枝甘草龙骨牡蛎汤以振奋心阳、安神定悸,另加柴胡疏肝解郁,又取柴胡加龙骨牡蛎汤之义和解少阳,改善胸胁苦满症状,合孙师经验方参仙汤以健脾渗湿止泻,恢复脾胃生机。方中桂枝性味辛甘,归心经,可温通心阳,调畅心气;炙甘草性味甘平,归心脾两经,一方面可补养心气,另一方面可补中益气,改善脾虚;煅龙骨性平味甘涩,煅牡蛎性味微寒咸,二者合用可滋阴潜阳，重镇安神，使得神明内守，安神定悸，合灵磁石则镇惊安神之功更著，诸药合用发挥温补心阳、安神定悸之效，使得心阳得复以顾护心神，心神得护则潜藏而不外动，诸症乃除；另外加柴胡和解少阳、疏肝解郁，合欢皮解郁，兼能宁心安神，二者合用疏理肝气，恢复肝主疏泄功能；针对阴血亏虚，选用当归、白芍滋阴养血以补心血，且白芍柔肝缓急，防柴胡劫肝阴之弊，二者合用疏肝而不伤阴。另外，孙师在临床上还经常使用药对女贞子配墨旱莲，取二至丸之义以平补肝肾，滋养阴血，心神得养，则诸症皆除，并加用酸枣仁宁心补肝，合当归养血安神以改善失眠症状。食欲不振、大便溏薄皆为脾胃气虚之象，故孙师在其经验方参仙汤基础上进行加减，党参性味甘平，入肺、脾经，能健脾益肺，补益中气，养血生津，气血双补；苓术相配，健脾祛湿，使得湿邪得去，取四君子之义健脾益气；炙黄芪补气升阳、葛根升阳止泻，两者合用恢复中焦阳气，补气运脾，使得补而不滞，阳气得升；炒鸡内金消食健脾、合炒楂曲健脾开胃，增加食欲；酸枣仁养心补肝，宁心安神，改善失眠症状。二诊时，患者出现烦躁、潮热等症状，孙师认为此为阴血亏虚、水不制火之象，一方面将苦燥之柴胡减量，另一方面将合欢皮加量，以防方中疏肝解郁之力欠缺，并加用苦寒之连翘入心经散心火，以平心中烦躁。患者亦诉近来口气臭秽，孙师认为此与其脾胃运化不足相关，故又去炙黄芪、女贞子等滋腻之品，将炙甘草减量，以防滋腻碍胃之弊，另外孙师认为党参养血而不滋腻，且党参补气健脾之力与人参不相甚远，故又将党参加量补中益气，恢复脾胃生理功能；患者入睡困难，故孙师又加用远志合酸枣仁辅助失眠，另外药学专著《别录》中还记载远志可"定心气，止惊悸"，又进一步加强了全方安神定悸的作用。三诊时患者仍诉烦躁潮热，并伴有手足心汗出，乃阴虚阳越之象，加之患者大便较前好转，故孙师又在上方基础上去升阳之葛根，予柴胡、白术减量防其伤阴，加用苦寒之黄连，主入心经与脾、胃经，即可清心除烦，又可燥湿除热；紫苏梗行气宽中兼能舒郁，缓解胸闷之症。四诊时患者心悸、潮热、失眠、烦躁等症状皆较前缓解，遂去酸枣仁、灵磁石、远志、连翘等药,合欢皮减量;患者纳食亦较前好转,孙师遂去鸡内金,改用炒麦芽合楂曲,取《丹溪心法》焦三仙之义开胃消食。然患者诉其大便次数却较前增多,提示脾胃虚弱较著,孙师遂又加用黄芪补脾益气,配葛根以升清阳止泻痢。榴皮酸涩,《本草汇言》称之为"涩肠止痢之药也",对于久泻者,孙师喜用石榴皮收敛止泻,与诸药合用止泻之效尤著。针对患者面部痤疮,孙师临证加入金银花、野菊花以清热解毒,消结散痛。

总的看来,孙师认为该案中心悸与情志相关,病机为心之气血阴阳亏虚,阴阳不能调和,心神不守,故心中惕惕不安,病位主要涉及心、肝、脾、肾。心阳不振,无力推动心脉运行,则心中动悸不安;肝郁气滞,疏泄失常,心脉运行不畅,发为心悸;肾水亏虚,心脉失养,无以制心火,心神失养,则心悸不宁;脾气亏虚,心血不足,亦可发为心悸。在此案中,孙师从整体出发,调补心之阴阳之余,不忘疏肝理气、滋补肝肾、顾护脾胃,方能取得临床疗效,值得我们体会学习。

医案三

邓某某,女,48岁,2022年9月4日初诊。

主诉:自觉乏力数月余,消瘦,口腔溃疡,偶有腹胀,大便日行一次,月经延迟,经期35天,平素压力较大,手足不温,不易发热感冒,纳差,夜寐安,舌胖,苔白腻。

诊断:乏力(虚劳病)。证属脾虚证。

治则:补益气血。

方药:八珍汤加减:党参12 g,麸炒白术12 g,炒白芍12 g,茯苓15 g,当归12 g,生地黄12 g,川芎10 g,桂枝10 g,黄芪15 g,炒鸡内金10 g,焦山楂12 g,焦六神曲12 g,蒲公英30 g,姜厚朴10 g,酒女贞子12 g,黄芩12 g,槟榔10 g。

二诊:患者仍觉乏力、消瘦,口腔溃疡,手足不温,腹胀较前缓解,现大便二日一行,脱发,食欲一般,夜寐安,舌胖,边有齿痕,苔黄腻。

上方去槟榔,黄芪改为 20 g,蒲公英改为 15 g,加木香 10 g、金银花 10 g。

三诊:患者乏力较前稍缓解,仍有消瘦、腹胀,手足不温,口腔溃疡较前稍减轻,大便二日一行,脱发,纳可,夜寐安,舌胖,边有齿痕,苔黄腻。上方去木香,姜厚朴改为 12 g,加砂仁 5 g。

四诊:患者仍觉乏力,消瘦较前缓解,口腔溃疡用药后减轻,手足不温较前缓解,面部痤疮,偶有脱发,大便二日一行,纳可,夜寐安,舌胖边有齿痕,苔黄腻,脉弦滑。上方去麸炒白术,桂枝改为 12 g,黄芪改为 30 g,加生白术 12 g、生石膏 15 g、牡丹皮 12 g、肉苁蓉 12 g。

五诊:患者乏力消瘦好转,口腔溃疡用药后好转,手足不温好转,面部痤疮缓解,偶有脱发,大便二日一行,纳可,夜寐安,舌红,苔薄黄,脉弦滑。上方去肉苁蓉,桂枝改为 10 g,姜厚朴改为 10 g,加升麻 10 g。

六诊:近期未觉乏力及消瘦,口腔溃疡好转,手足不温好转,面部痤疮缓解,偶有脱发,大便二日一行,纳可,夜寐安,舌红,苔薄黄,脉弦滑。上方去生白术,姜厚朴改为 12 g,加麸炒白术 12 g。

【按语】 本案病症当属中医虚劳病范畴,在现代医学属于乏力。虚劳病因病机复杂,病症分类众多,以脏腑阴阳气血的亏损为基本病机。虚劳多由饮食不节、起居无时、色欲过度等因素引发,实为安逸之人枯竭心力而成脏腑虚损状态,阴虚兼瘀成为现代人"虚劳"的重要病机。病人因各种原因导致精血亡失,小腹以及外阴部为厥阴肝经之循行部位,筋脉既得不到阴精的滋养,亦失去了阳气的温养,故弦急而寒;同时精血不足,不能上行养目荣发而致目眩、发落。"虚劳虚烦不得眠",肝血不足,不能涵养心神,阴血不足而兼有虚热之邪,导致虚烦不寐。方中以党参、生地黄为君药,党参能补脾益肺,养血生津,生地黄能清热凉血,养阴生津。臣以麸炒白术、当归,白术补气健脾,当归补血和血。佐以茯苓、芍药、川芎,茯苓健脾养心,芍药养血敛阴,川芎活血行气,以使补而不滞。由于患者手足不温,桂枝可发汗解肌,温通经脉,助阳化气,平冲降逆。焦山楂、焦六神曲、炒鸡内金、槟榔四者相配伍,以消食化积行气,酒女贞子以滋补肝肾,明目乌发。黄芩以清热燥湿,泻火解毒,止血。诸药相合共成益气补血之效。虚劳以床中"虚劳"是中医对慢性虚损性病证的总称。相当于现代医学的结核病、骨质疏松症、中晚期恶性肿瘤、重症肌无力及各种长期慢性消耗性疾病,临床上比较常见,其以神态疲惫、肢体困倦、心悸气短、面色憔悴、自汗盗汗,或五心烦热或畏寒肢冷、脉虚无力等症状为主要临床表现。孙师对于虚劳这一疾病从脾胃论治,以《脾胃论》《黄帝内经》《内外伤辨惑论》《东垣试效方》等中医经典理论为切入点,加上多年累积的临床经验,采用补中益气、升阳除湿这一治法治疗虚劳,用方灵活且行之有效。

医案四

辛某某,女,51岁,2021年11月14日初诊。

主诉:乏力1月余。症见疲劳,时感乏力,胃脘部偶有隐痛不适,平素易出汗易感冒,畏寒,冬季口唇部易干燥起皮,睡眠欠佳,大便次数增多。舌淡胖,苔白,脉沉细。月经史:已绝经2年。

中医诊断:虚劳、脾肾阳虚证。西医诊断:慢性胃炎、肠易激综合征。

治则:温补脾肾、固本培元。

方药:补中益气汤加减:黄芪30 g,当归12 g,酒女贞子15 g,茯苓30 g,炒白术15 g,党参12 g,砂仁5 g,煨肉豆蔻10 g,葛根30 g,黄连10 g,仙鹤草15 g,桂枝12 g,制附子6 g,干姜10 g,淫羊藿15 g,木香10 g,炒酸枣仁30 g,川芎12 g,炒白芍15 g。处方14剂。

二诊:患者服药后乏力畏寒、胃脘不适症状较前有改善,仍易出汗,睡眠尚可,大便次数稍有减少。舌淡胖,苔白,脉沉细。遂于上方基础上去制附子,改黄芪50 g,当归15 g,干姜6 g,木香15 g,加墨旱莲15 g。处方14剂。

三诊:患者服药后诸症减轻,遂半年来未复诊。本月患者因疲劳加重再至孙教授门诊就诊,诉时有乏力,偶有腹胀,排气后可缓解,尿频,自觉小便发热,大便尚可。舌淡胖,苔白,脉沉细。遂在前方基础上去干姜、淫羊藿,改剂量为黄芪 60 g、党参 15 g、葛根 15 g,加炒苍术 12 g、生山药 15 g、益智仁 10 g、乌药 10 g。处方 14 剂。

三诊后随访患者诸症均解。

【按语】 本案病症当属中医"虚劳"范畴,虚劳是由先天或后天多种因素引起,以脏腑功能衰退、气血阴阳亏损为病机,以五脏虚证为主要表现的一类证候,故临床辨证时应以气、血、阴、阳为纲,五脏虚候为目。此案患者乃 51 岁女性,正如《内经·素问·上古天真论》所述女子"七七,任脉虚,太冲脉衰少,天癸竭,地道不通,故形坏而无子也",随着年龄的增长,机体肾之精气逐渐耗竭而表现出衰老、闭经之象。该患者先天不足,平素体弱多感,年事渐高,机体肾精亏虚,化生真阳不足,无法温煦机体,故表现为全身乏力、畏寒;肾精亏虚,化生津血不足,无法濡养机体,故表现为嘴唇干燥起皮;而脾、肾关系极为密切,主要表现于先后天相互滋生、调节机体水液代谢两方面,故肾阳不足,无法温养脾胃,则脾阳虚损,虚寒内生,健运失职,故大便次数增多,胃脘隐痛不适。肾精又有赖于后天脾土运化水谷精微不断资生化育,才能充盛不衰,故脾虚失运又反过来影响肾精的充裕,故病程日久,则发展为脾肾阳虚之证。故孙师在治疗时以温补脾肾、固本培元为原则,选用李东垣所创补中益气汤,正如《脾胃论》中所言"脾胃之气既伤,而元气亦不能充,而诸病之所由生也"。方中黄芪味甘微温,入脾肺经,大补元气,升阳固表,葛根轻扬升散,与黄芪共同使脾胃清阳上升。党参、茯苓、白术健脾益气,利水渗湿。砂仁气味芳香,性味辛温,能化湿行气,合肉豆蔻温中涩肠止泻。黄连味苦性寒,苦能燥湿止泻,与大量温药相配无寒凉伤中之弊。仙鹤草因其善治脱力劳伤得一名为"脱力草",此处应用可谓是对症下药,另一方面又可解毒止痢,与葛根、黄连相伍共同厚肠止泻。当归、女贞子滋阴润燥,合党参益气生津养血,正如张景岳所云"善补阳者,必于阴中求阳,则阳得阴助而生化无穷",此处孙师应用滋阴药实属精妙。配大辛大热之制附子、干姜温补脾肾,与党参、白术相合取附子理中汤之义补虚回阳,温中散寒,合桂枝辛温扶阳,淫羊藿补肾助阳,共同恢复脾肾阳气。患者胃脘疼痛明显,故孙师用木香理气调中,川芎活血行气,又因两者皆为辛温香燥之品,遂予寒凉之白芍以防二药燥烈伤阴,敛阴和营,缓急止痛,共同改善胃脘隐痛不适症状,并用大剂量酸枣仁宁心安神以辅助睡眠。二诊时乏力、畏寒症状好转,故孙师去方中制附子,并将干姜减量,以防燥烈之性太过,有耗气伤阴之弊。患者为更年期女性,易出汗,考虑此期肝肾易不足,遂方中加墨旱莲,与女贞子配伍,取二至丸之义以补益肝肾,二药皆为滋腻之品,易碍胃,影响脾胃运化,遂又将方中木香加量,木香辛香而散,理气健脾,与大量健脾益气,滋阴之品配伍,复中焦运化之功,使补而不滞,滋而不腻。三诊时为半年后,患者复诊疲劳感加重,小便频数,畏寒,结合四诊,辩证脾肾阳虚,此时肾阳虚诸证明显,故表现为肢体畏寒、尿频等症状。遂方中大量用黄芪,党参加量,加强补脾益气之效。患者新增小便频数,究其缘由,仍为肾阳虚寒之象,肾与膀胱相表里,肾气充足,气化有权,则膀胱气化功能正常,反之若肾阳虚衰,无法温煦膀胱,膀胱气化失司,既会出现开多合少之尿频、小便失禁。遂孙师又在方中加生山药、益智仁、乌药,取缩泉丸之义以温肾祛寒,缩泉止遗益智仁温补脾肾,固精缩尿;乌药调气散寒,除膀胱与肾间冷气,止小便频数;山药增加健脾补肾、固涩精气之功。

《医宗必读》中谈论虚劳言"夫人之虚,不属于气,即属于血,五脏六腑,莫能外焉。而独举脾肾者,水为万物之源,土为万物之母,二脏安和,一身皆治,百疾不生",就强调了虚劳与脾、肾生理功能关系最为密切。孙师亦认为治疗虚劳应从脾胃入手,秉持"虚则补之"的治疗原则,调补脾肾,随证治之。然临床中"因虚致实"者亦众多,故补虚不是指一味滥补,而是应当辨证施治,补泻兼施或寓清于补,使得气血平顺,二脏得调。另外,孙师认为孤阳不升,独阴不长,故在温补阳气时常常配伍滋阴之品,阳气才能生化无穷,同样的道理,善于滋阴者,则会酌加温阳之品,阴液方得源源不竭,这值得我们借鉴学习。